上 海 家 长 学 校
家 政 教 育 系 列 丛 书

主编　熊筱燕　副主编　徐宏卓

家庭
健康管理

陈翠华　编著

上海人民出版社　　上海远东出版社

图书在版编目（CIP）数据

家庭健康管理/陈翠华编著. —上海：上海远东出版社，2021
（家政教育系列丛书/熊筱燕主编）
ISBN 978－7－5476－1744－1

Ⅰ. ①家… Ⅱ. ①陈… Ⅲ. ①家庭保健 Ⅳ. ①R161

中国版本图书馆 CIP 数据核字（2021）第 171719 号

责任编辑 王 皑
封面设计 李 廉

本书由上海开放大学
"上海养老服务从业人员培训-家政、养老教育系列丛书出版"项目
资助出版

家政教育系列丛书
家庭健康管理
陈翠华 编著

出 版 上海远东出版社
（200235 中国上海市钦州南路 81 号）
发 行 上海人民出版社发行中心
印 刷 上海信老印刷厂
开 本 710×1000 1/16
印 张 12.25
字 数 160,000
版 次 2021 年 9 月第 1 版
印 次 2021 年 9 月第 1 次印刷
ISBN 978－7－5476－1744－1/R・121
定 价 52.00 元

家政教育系列丛书

编委会名单

总　　序

　　家政，已经和都市人的生活紧密相连。缺少了家政服务，很多人不能一回到家就吃上热乎的饭菜，不能享受干净的居家环境，不能放下老人孩子安心地去工作……我们的生活离不开家政。

　　如果再进一步问大家什么是家政，也许大部分人会认为家政就是烧饭洗衣打扫卫生之类的家务劳动，只不过自己做叫"家务"，花钱请别人做叫"家政"。

　　此外，多数人还认为家政是一种帮助大家解决后顾之忧的简单职业，不需要太多的专业技能，只要会做家务就行。但是，如果继续追问大家对于家政服务的感受，恐怕又会有很多人叹息：家政服务员的素养和能力尚不能达到期待值，家政服务员不够"专业"。于是，我们发现在普通市民的认识中出现了一个悖论：家政不是一个"专业"VS家政服务员不够专业。谁错了？与其追究谁对谁错，不如思考如何更好地发展家政行业，以满足人民群众对美好生活的追求。

　　习近平总书记先后三次对于家政行业的发展做出重要指示。2013年习近平总书记在视察山东时明确指出："家政服务是社会需要，许多家庭上有老、下有小，需要服务和照顾，与人方便，与己方便。家政服务要讲诚信、职业化。"2018年全国"两会"期间，习近平总书记参加山东代表团审议时说："在我国目前发展阶段，家政业是朝阳产业，既满足了农村进城务工人员的就业需求，也满足了城市家庭育儿养老的现实需求，要把这个互利共赢的工作做实做好，办成爱心工程。"

2018年习近平总书记在广东考察时强调："要切实保障和改善民生，把就业、教育、医疗、社保、住房、家政服务等问题一个一个解决好，一件一件办好。"

总书记的讲话正是对家政行业和家政教育的精准把脉。要把家政工作做好，关键是促进家政行业的职业化和专业化。当下社会对于家政行业的不满，主要原因就在于家政行业缺乏职业化和专业化。要解决这一问题，职业化要靠市场、靠政策；专业化要靠教育、靠培训。

家政行业长久以来处于一种自由市场状态中，政府政策较少涉及，资本运作也鲜有问津，家政行业就在这样一种几乎是放任自流的情况下缓慢发展。近几年，政府对于家政行业加大了关注，并相继出台和实施了一系列的家政法规，这对行业的发展发挥了积极作用。2019年6月26日，国务院办公厅印发了《关于促进家政服务业提质扩容的意见》，具体提出了36项措施，要求各地要把推动家政服务业提质扩容列入重要工作议程，构建全社会协同推进的机制，确保各项政策措施落实到位。2019年12月19日，上海市人大常委会通过了《上海市家政服务条例》，条例内容包括鼓励发展员工制家政服务机构，培养家政服务专业人才，符合条件的家政员可落户，可纳入公租房保障范围等，一项项具体措施正在逐渐发挥作用。

谈起家政教育和家政培训，那就必然要谈到上海开放大学。上海开放大学是全国开大/电大系统第一个举办家政学历教育的高校，也是上海第一所举办家政服务与管理专科教育的高校，目前还是上海乃至华东地区唯一一所举办家政学本科教育的高校。自2012年举办首届家政服务与管理大专班以来，上海开放大学累计招收该专业本、专科生2811人，已有1400多名学生获得该专业大专毕业证书。

在9年的家政专业办学过程中，上海开放大学一直坚持融通发展的理念。所谓"融"，就是专业的建设融入城市建设和社会发展中，全方位参与到社会生活中；所谓"通"，就是社会成果为家政所用，家政发展为社会所认；社会资源由家政专业共享，家政资源让社会共用。

近年来，上海开放大学家政专业建成了全市最先进的家政实训室，参与上海东方电视台"贴心保姆"节目录制，建设家政行业终身教育资历框架，并开展了学生创新课题研究等工作，为提高家政行业总体发展水平作出了重大贡献。

1 400 多名上海开放大学家政专业毕业生正在为上海的家政行业发挥着积极作用，但和上海 50 多万从业人员的大基数相比，只是沧海一粟。家政从业人员的素质提升，更需要开展大规模的非学历培训。而长期以来，家政行业的非学历培训都存在一个普遍的问题——重技能、轻理论。家政培训变成简单的技能训练，导致学习者只适应教学场景下的技能应用，而在实际工作场所中的知识技能迁移能力明显不足。

实现知识技能迁移的前提是了解其背后的专业原理，也就是所谓的理论知识。理论知识和实践应用的关系有多密切，可通过一个金陵女子大学家政学专业的故事来说明。1938 年，因为抗战，金陵女大西迁至成都，学校附近农村的孩子普遍营养不良，面黄肌瘦。原因其实很简单，连年战争使得孩子们吃饱都成问题，更不要说是吃肉摄入蛋白质。金陵女大家政学专业的学生遂开展社会服务，为附近农村的孩子磨制豆浆及其他豆制食品。当时营养学尚未成熟，家政学就已经在研究蛋白质对于人体的重要作用，并且发现在食用肉类获得动物蛋白极其困难的情况下，食用豆制品获得植物蛋白也能在很大程度上弥补蛋白质摄入的不足，促进人体健康。我们很难获得历史资料来评估金陵女大家政学专业学生这次社会服务的实际作用，但这种理论指导下的服务，值得推崇。

2021 年，在上海开放大学王伯军副校长的支持下，上海开放大学非学历教育部组织编撰"家政教育系列丛书"，非常荣幸能够担任这套丛书的主编，为家政行业、家政培训贡献自己的绵薄之力。作为主编，我将这套丛书定位于家政服务非学历培训用书和家政学历教育参考用书。丛书一共八本，大致可以分为三个层面。第一层面是理念层面，由上海开放大学学历教育部副部长、原家政专业负责人徐宏卓撰写了《家政与家庭生活》一书，是从家庭、家政服务员、家政公司、家政起源、未来发展等多个角度，宏观地审视家政行业与家庭生活的关系。第二层面是实操层面，包括赵文秀编撰的《家庭营养膳食与保健》、陈翠华编撰的《家庭健康管理》、芦琦编撰的《家政服务法律法规》、孙传远编撰的《家庭教育前沿》和杨敏编撰的《家庭美学》，这五本书从不同的角度深入研究家政和家庭，重点探讨如何通过科学的方法和积极态度，使得家政服务更加优质、家庭生活更加温馨。第三层面是保障层面，包括邓彦龙编撰的《社区与家庭安全管理》和李成碑编撰的《家政服务员职业道德》两本书，分别阐述了如何从物理安全和道德安全两个角度保障家政服务和家庭生活的安全。

我并不认为这八本书就已经囊括了家政学或者家政服务的所有方面，甚至可以说这套书只谈到了家政服务众多领域中的一小部分，并且这些领域选择还在一定程度上受到了作者专业的限制，在完整性上可能还存在一定瑕疵。但我觉得这都无关紧要，最重要在于"做"。面对这么大的市场、这么强烈的需求、这么蓬勃发展的行业，目前的家政非学历培训教材可以说是非常欠缺，特别是理念性的、知识性的培训教材几乎还是空白。在这样的背景下，勇敢地迈出第一步，努力地为这个行业创造一些价值、积累一些成果，就是对这个行业最大的贡献。在这个"做"的过程中，即便还存在一丝的不完善，但这种"不完善"依然是充满魅力的。

最后，在此丛书付印出版之时，本人作为主编依然感到内心惶恐。家政专业虽然历经百年，但在中国大陆依然属于一个新兴专业。与专业研究人员、专业研究成果之缺乏相对应的，却是专业飞速发展的时代需求。也许，丛书出版之日，就是知识落后之时。希望读者们能带着批判的眼光阅读，对于丛书中的落后与不足能够不吝赐教，以便未来再版时一并修正。

希望丛书能为中国家政行业的职业化、正规化尽绵薄之力。

丛书主编

南京师范大学金陵女子学院　熊筱燕

2021 年 7 月 1 日

目　　录

第二章　从身心基础谈健康管理

第三章　优化生活方式与健康管理

第四章　学龄前儿童的健康管理

第五章　青少年的健康管理

第六章　老年人的健康管理

第一章 追根溯源说健康管理

第一节　东西方历史中的健康管理

在漫长的人类发展史中，人类的健康意识与人类文明同步发生，并随人类文明的推进而发展。植根于华夏文明的中国传统医学起源于原始社会，在春秋战国时期形成了基本的理论框架。唐朝以后，中医理论与应用的发展迅速，并在整个亚洲地区得以传播。虽然现代健康管理这个概念在上世纪 70 年代才被提出①，但从操作层面来讲，古今中外的健康管理与人类的其他科学技术同步发展，从来就没有停歇过。

一、中医文化中的健康管理

成书于公元前的《黄帝内经》中，有"天人合一""形神合一""阴平阳秘""正气为本"这样的阐述。该书还将头发、牙齿和肌肉作为衡量健康状况的重要标志。这正是健康管理在中国的雏形，也是最早的中国健康观。此外，该书有关"上医治未病，中医治欲病，下医治已病"的论述恰好与当代的健康风险评估与疾病预防的思路不谋而合。

基于中华文明的发展历史与基础，中国古代医学的健康管理理念可以概括为以下几个方面。

---

① 向运华，王晓慧．人工智能时代老年健康管理的重塑与聚合［J］．武汉大学学报（哲学社会科学版），2020，第 73 卷（2）：101—112.

（一）遵循"天人合一"

"天人合一"（又称"天人相应"）是中国古代哲学思想中的一个重要命题，儒、道、释三家对其都有详细的阐述。其基本思想是指人类的生理、伦理、政治、经济等都与天地相应，同时也是自然的直接反映。

据此，《黄帝内经》中强调"人与天地相应，与四时相副，人参天地"。该观点认为：人处于自然界中，就应该尊重自然规律，顺应和融入自然，同时做到趋利避害，才能达到益寿延年的目的。反之，如果不遵循"天人合一"，就违背了自然规律，势必引起各种疾病的发生。所以说，中医健康管理的最大特点之一就是遵循"天人合一"，通过采用顺应大自然变化规律和符合人体生理发展规律的健康维护方案，从而强健人之身心，并祛疾去病。[①]

（二）倡导"治未病"

与西医通过体检主动发现疑似症状，再基于患者的症状主诉进行进一步医学检查确定疾病，然后着眼于某个特定的疾病进行治疗的理念不同，中医的健康管理倡导在整体辨证的基础上，在身体未出现异常感受或体征之前就具备主动防范意识，并采取主动防范措施，这是一种以疾病预防作为首要目的的整体健康管理模式。

中医健康管理通常采用中药、针推、导引、药膳、食疗、足浴等手段对体质进行调节，是一种不以具体疾病为目标进行非特异性疾病预防的体系。这种体系不仅对患病人群有治疗价值，而且对于健康人群健康状态的维持与巩固也有积极作用。

而从疾病预防角度来促进健康的西方预防医学自20世纪下半叶诞

---

① 曹建春，张先慧，胡璇. 中医健康管理的五大特征［J］. 中医药管理杂志，2017，25（6）：4—5.

生，发展到今天已经成为现代医学（基础医学、临床医学及预防医学）的三大支柱之一。由此可见，中医"治未病"的理念既有历史渊源，又有现代意义，是一个非常科学的理念。

（三）强调"形神合一"

每个人都具有生命和形体（即"形"），也具有思维与意识（即"神"）。中医的"形神合一"观认为：人的神是形的主宰，形是神的物质基础。只有当人的身体与精神紧密地结合在一起，即形与神俱、形神合一，才能保持与促进健康。有研究表明，高血压、冠心病、糖尿病等病症与情绪急躁、心态不平和有密切关系，开朗的性格、平和的心态是健康长寿的根本所在，这与中医的"形神合一"观不谋而合，也与现代健康理论中对"心理健康"的要求基本一致。

（四）讲究"阴平阳秘"

中医还讲究"阴平阳秘"。其中阴、阳是指某种存在或属性，例如人体内的气为阳，血为阴；兴奋为阳，抑郁为阴。"平"是"正常"的意思，"秘"是"固守、固密"的意思。如果一个人的身体处在一个相对的"阴平阳秘"状态，则表示他的身体器官功能都处于正常状态，并能紧密配合、相互协调。如果一个人经常失眠，或者眼压高、胃口差，在中医看来就是"阴不平阳不秘"。这体现的正是现代医学说的"酸碱平衡""体液平衡""代谢平衡"等概念。当然，"阴平阳秘"指的是动态平衡，绝对的"阴平阳秘"是不存在的。也就是说其中的"阴"和"阳"的关系始终是处在你上我下、你下我上的变化之中，只要彼此能做到"谦让、包容"，人体就会处于健康状态。①

---

① 田惠光. 健康管理与慢病防控 [M]. 北京：人民卫生出版社，2017.

二、西方历史中的健康管理

（一）西方医学发展轨迹

西方医学起源于公元前 5 世纪至公元前 6 世纪，与中国春秋末期哲学家、思想家孔子所处的年代基本一致，这也正好是古希腊哲学发展的鼎盛时期。西方医学在公元 2 世纪至 3 世纪得以快速发展，又在中世纪（公元 5 世纪至 15 世纪之间）发生了显著倒退。15 世纪后期，在西方国家陆续进入资本主义社会之后，自然科学也随之蓬勃发展，西医在人体生理与病理上的研究也越来越深刻。19 世纪中期，西医在消毒、麻醉、输血、抗生素等方面进展迅速，外科手术技术全面提高，同时各种传染病也得到大范围控制，人口空前增长。到了 20 世纪 90 年代，美国人提出了"生物—心理—社会"的医学模式，要求医生不仅要关心病人的躯体，还要关心病人的心理与社会需求，这也与世界卫生组织在 1948 年提出的"健康是一种生理、心理和社会适应都臻于完满的状态，而不仅仅是没有疾病和虚弱的状态"概念相符合。同时，也将医生的职责范围由仅对患者个体进行治疗扩展到为全社会的健康负责，将医疗工作由单纯的技术性工作拓展到人文领域，将医学技术由单纯的补救性转变为预防性与补救性并重。更重要的是，将一次性医疗服务转变成为终生健康管理。

（二）西方历史中的健康管理

公元前 5 世纪出生的古希腊医师希波克拉底在当时的雅典大瘟疫中发现人类具有"免疫"能力。他主张"我们身体里都住着一个医生，我们要做的就是去唤醒他而已"，并提出了四体液病理学说，明确了人的心、身和环境三者存在紧密联系。他认为健康受饮食、情绪、锻炼、环境以及意志力等因素的影响，这与中医"天人合一""阴平阳秘"的理念非常接近，也与世界卫生组织（WHO）在 1948 年提出的"健康"概念基本一致。此外，西方的古代医学文献，如公元 1 世纪的古罗马大百科全书中也蕴涵着健康管理的思想，该书明确提出了生活方式对疾病构成影响的理念。并就营养、穿着、身体护理、锻炼、按摩和睡眠、合理性生活等提出了健康管理的处方和建议。

　　两千多年前中医将健康管理的目标定位于"预防"，西医将健康管理理解为"身、心、环境"等方面的统一。这些理念即便是在科学发达的今天也丝毫没有违和之感，这不得不让今人感叹古人的智慧，同时也让人感叹历史是否早就向人们暗示了健康管理该如何做的答案，只是有待人们去探索和发现而已。

第二节　现代医学中健康的内涵

虽然人类医学及健康管理的历史已有 2 000 多年，但直到 20 世纪中期，世界范围内对健康比较全面的认识才得以形成，这种认识概括而言就是"健康是一种生理、心理和社会适应都臻于完满的状态，而不仅仅是没有疾病和虚弱的状态"。而现代健康管理则是 20 世纪 70 年代被正式提出并受到重视的新概念。

一、仅仅身体没病不能算是健康

人类对健康的认识是一个渐进的、发展的过程。在 20 世纪中期以前，西方医学认为一个人只要是没有生理疾病，那么他就是一个健康的人，这被称之为生理健康，这是"一维"健康观念。之后，健康的内涵逐渐发展到生理、心理健康的"二维"阶段。随着医学技术的发展以及与人文学科的融合，世界卫生组织在 1948 年提出"健康是一种生理、心理和社会适应都臻于完满的状态，而不仅仅是没有疾病和虚弱"的"三维"概念，1989 年又进一步将健康的内涵完善为"生理、心理、社会适应及道德" 4 个方面。也就是说，一个人必须同时具备生理、心理、社会适应及道德 4 个方面的健康状态，才算得上是一个健康的个体。

生理健康是指一个人能够正常完成自我护理、运动、劳动、休闲等活动的状态。

心理健康是指个体在心理活动的各个方面处于正常状态，这些方面包括感觉、知觉、记忆、思维、情绪、意志力以及对生活和工作的态度等。它可表现为性格比较随和、智力正常、认知程度正常、情感适当、态度积极、行为恰当以及对陌生环境适应良好等。心理健康主要通过个体如何看待自己（自我概念）以及如何与他人、周围环境及事物互动进行检验。

社会健康也称社会适应健康，指个体能与他人及社会环境相互作用，并具良好人际关系和实现社会角色的能力。具体包括对家庭、人际关系及社会整体等方面的适应，如与配偶的关系正常，与同事的相处正常，以及在公共场所等社会场景下表现正常等。

道德健康是最容易被人忽视的健康组成部分。要想理解道德健康，就先要理解什么是道德。"道"指的是万事万物运行的规律。比如苹果熟了自然落地就是道。"德"就是"得"。也就是说既然明白了宇宙万物的运行规律，那就要顺应这些运行规律去做人做事，这里的"顺应"就是德。比如儿女孝顺父母，就是德；人与自然环境和谐相处，也是德。因此，道德健康就是指一个人能顺应自然规律和遵守社会规范，与他人、社会、自然进行良性互动的状态。

目前，随着人文医学的发展，健康的内涵仍在继续完善之中。例如，精神健康也正成为健康考量的一部分。精神健康是指人在生理、心理及社会关系之外和之上的，精神层面上的完善状态。比如，合理思考生活目标、生命价值、生活意义，甚至是思考自己从何处来，死后会往何处去等问题。简言之，精神层面的追求是人类超越自我的手段，是实现人类价值感和使命感的推动力，也是人类健康的重要组成部分。

二、影响健康的主要因素是生活方式

现代医学认为，健康与遗传、社会环境、医疗条件、自然环境、生活方式等 5 类因素相关。世界卫生组织明确指出在这 5 类影响因素中，遗传因素占 15％，社会环境因素占 10％，医疗条件因素占 7％，自然环境因素占 8％，而生活方式因素占 60％[①]。也就是说，健康在很大程度上掌握在个体自己手中。

健康管理新理念就是将"患病后被动治疗"转变为"没病前主动管理"，并帮助人们科学地恢复健康、维护健康、促进健康。此外，健康状态并非是一个固定或独立的状态，而是一个动态的连续体状态。在这个连续体上，约 5％的人处于完全健康状态，约 20％的人处于疾病状态，而 75％的人处于中间状态，也就是亚健康状态。[②]

过去人们习惯上把健康称作是"第一状态"，把患病称为"第二状态"。20 世纪 80 年代中期，苏联学者布赫曼教授将介于疾病和健康之间的"第三状态"界定为亚健康。到 20 世纪 90 年代中期，国内也接受了"亚健康"这个概念。[③]

目前对亚健康或亚健康状态还没有全球统一的规范定义。我国当前将"亚健康"初步定义为"介于健康和疾病的中间状态，在相当高水平的医疗机构（县级以上中心医院）经系统检查和单项检查，未发现有疾病，而病人自己确实感觉到了躯体或心理上的种种不适"的一种不健康状态。在中医学上，亚健康状态属于"虚证"，即健康平衡状态已经被打破，但量变还没有发展到质变的程度。亚健康的人一般会有不同程度的食欲减退、睡眠障碍、慢性疼痛、社交兴趣低下等生理、心理及社会适应性方面的不良表现，同时现代医学仪器却又无法检测出他们有何检测指标上的异常。需要注意的是，亚健康状态的人"向左转"就有可能转变为完全健康状态，"向右转"就有可能转变为疾病

① 唐钧．生活方式与整体健康观［J］．哈尔滨工业大学学报（社会科学版），2020，22（1）：38—44.

② 代伟，王志强．居民亚健康与非亚健康的压力水平分析［J］．中国健康心理学杂志，2011，（7）：816—817.

③ 王育学．亚健康问题纵横谈［J］．解放军健康，2005（1）：6—9.

状态。而决定个体"向左转"还是"向右转"的因素中，最重要的就是上面所说的"生活方式"。

生活方式有广义和狭义之分。广义上的生活方式是指人们一切生活活动的典型方式和特征的总和，这其中包括劳动生活、消费生活和精神生活（如政治生活、文化生活、宗教生活）等活动的方式总和。而狭义上的生活方式则是指个人及其家庭的日常生活的活动方式，包括衣、食、住、行以及闲暇时间的利用等。医学上一般所说的生活方式与后者非常接近，更具体一些就是指饮食、运动、睡眠、社交等 4 个方面的活动方式。而判断一个人的生活方式是否健康也主要是以这 4 个方面为考量标准。同样，优化生活方式主要优化的也是这 4 个方面。

1992 年，世界卫生组织提出了"合理膳食，适量运动，戒烟限酒，心理平衡"的健康管理模式，这 4 项也被称为"健康四大基石"。这 16 个字诠释的是最科学的生活方式，也是个体健康管理的方向与核心。国际上的研究显示，如果能长期坚持以上 16 个字，除了能够改善一个人的身体状态、心理感受、社交水平与主观幸福感，还能降低原发性高血压、脑卒中、糖尿病、恶性肿瘤的发生概率。

综上所述，生活方式第一是可以干预的，第二对健康的影响是极大的，第三是与家庭生活密切相关的。所以，健康的生活方式值得每一个人去追求，它是健康管理的着力点，也是家庭健康管理的抓手。

第三节　现代医学中的健康管理

　　20 世纪中期，随着科学技术的发展和生活条件的改善，发达国家的人均寿命迅速提升，长寿且患慢性病的人群比例也有了明显上升，造成这些国家的国民医疗费用大幅持续上升。20 世纪 80 年代开始，许多发达国家意识到必须将医疗行为作为一个防病、治病、康复的整体来考虑，从维护健康和预防疾病上去投资，并通过医疗体制改革来改善社会医疗费用负担。

　　随着医疗水平的提升，我国也进入了老龄化社会，长寿且患慢性病的人数迅速上升，现代健康管理概念也在本世纪初被引入我国。

一、何谓健康管理

　　从专业角度来说，"健康管理"就是对处于健康状态、亚健康状态、疾病状态的各类人群的健康资料进行收集、分析，对管理对象的健康状态作出评估，提出健康指导建议与方案，并对方案执行进行监督，同时对管理对象的健康状态进行维护和控制的一种生命质量管理。

　　健康管理有广义和狭义之分。广义的健康管理涉及政府、社会、家庭及个人等多个层面，主要内容包括生活方式管理、健康需求管理、具体疾病管理、综合人群健康管理、灾难性病伤管理、残疾与康复管理等等。而从狭义上来讲，健康管理是要将管理内容落实到每个具体的人，其内容涉及健康监测（资料收集与分析）、健康评估、健康干预

（指导与监督）、健康管理能力培养等方面。

二、健康管理的程序

健康管理的对象涉及"健康""亚健康""患病"三类人群（即全人群）。健康管理的范围涉及健康资料收集与分析、健康评估、健康意识与行为指导、健康管理实施的监督，以及对健康状态的维护与控制等。

健康管理在本质上是一种质量管理，它同时又是一套程序。程序的第一步是对管理对象的健康状态进行观察、资料收集与分析；第二步是对收集到的健康资料进行评估；第三步是在全面和充分评估的基础上，开展有针对性的健康管理指导；第四步是在第三步的基础上，采用多种形式（如随访、远程联络、社团监督等）对管理对象进行全过程监督，以保证管理对象在健康管理的认知及行为上具有持续性；第五步是要调动管理对象建立自我健康管理的主动性，使管理对象能够将健康管理的手段与意识贯穿到工作、生活的方方面面，使其能够通过对生活方式的调整，优化自身饮食、运动、睡眠及社交等，从而达到变被动应对健康问题为主动管理健康，并将这种主动健康管理保持终身的目的。

值得注意的是，上述第三步中所说的"健康管理指导"不仅是指导管理对象掌握有益的健康行为，同时也要纠正其有损健康的错误认知。比如要指导一位对"抽烟有害健康"认知不足的老烟民戒烟，仅仅告诉他戒烟的方法与技巧是不够的，同时还要向其呈现抽烟构成健康危害的科学证据，并让其意识到抽烟对其自身心血管系统、呼吸系统等所造成的具体损害后果。

三、家庭健康管理的内容

影响人类健康的因素中，生活方式因素占 60％。绝大多数慢性病，如原发性高血压、脑卒中、糖尿病、癌症等疾病的发生发展都与生活方式密不可分。医学上将因衣、食、住、行、娱及社会、经济、精神、文化各方面的不良生活方式所导致的疾病称为"生活方式病"，而生活方式又是完全可以通过干预来改变的行为。[1]

人的生活方式的形成受家庭的影响最大，绝大部分生活方式又存在于家庭内部，因此，通常将家庭健康管理聚焦于干预家庭成员的饮食、运动、睡眠、社交等生活方式，以及环境的优化、家庭成员健康能力（健康知识、认知、技能等）培养等方面。[2]

---

[1] 曾强．功能医学概论［M］．北京：人民卫生出版社，2016.

[2] 按：因家庭成员通常不具备医学专业基础，而慢性病管理、灾难性病伤管理、残疾与康复管理对管理者及管理场所的专业性要求极高，在家庭内部难以开展，所以这些内容在本书中不作阐述。另，在健康监测与健康评估方面，普通人掌握简单的健康监测技术（如测量体温、血压、血糖等）及基本的健康评估技术（如在体温测量的基础上评估发热程度）即可，这些内容在本书中亦不作介绍。

第四节　为什么要做家庭健康管理

一、健康是个人生存与幸福的基础

社会医学大体将人的属性分为三个层面：一是生理层面，指的是身体的器官、组织及功能等方面的总和；二是心理层面，指的是个体心理过程（认知、情绪、意志等）及人格（态度、信念、价值观念、能力及性格等）的总和；第三是社会层面，是个体在社会关系及社会身份上的表现。此外，人的属性还涉及道德及精神层面。以上几个方面中任何一方面上有缺失都会影响到个体的健康水平。

人是生理的人，也是心理的人，更是社会的人，健康水平是个体生存质量与幸福程度的基础。一个人如果没有健康的身体，他的体力首先会低于常人，做任何事都提不起精神，更谈不上物质和精神享受；一个人如果没有健全的心理，感受力就难免出现偏差，就会比常人更容易患上各种精神疾病；一个人如果没有良好的社会适应能力，就无法与他人有效互动，那么他的道德水平以及精神健康水平也就很难有提升。所以，个体的全面健康是其得以生存的基础，也是其得以幸福的保证。

二、个人健康与家庭健康相互作用

健康不仅是个人的财富，也是家庭完整与幸福的支撑。一个人如果身体不好，经常患病，必然需要家人来照料，时间久了甚至可能拖垮整个家庭。另外，对于普通家庭而言，"大病致贫""大病返贫"的情况也并不少见。所以，个人健康与家庭幸福是互为因果的关系。社会学上将"家庭"定义为"居住在一起，靠血缘、婚姻或收养关系联系的两个或更多成员之间能够相互提供各类支持的单位"。每个人都从原生家庭中来，又走入新的家庭中去。同时，家庭又是社会的最小细胞。所以，个人与家庭之间一定会相互作用。就健康来说，个人的健康问题可以影响整个家庭的内在结构和功能。反之，家庭也可以通过遗传、情绪互动、社会化过程及环境提供等途径影响个人的健康。具体来说，家庭与个人健康的相互作用有以下几个方面。

（一）个人健康受遗传和先天影响

遗传和先天这两个词所表达的含义不同。通过基因传承的疾病，如血友病、地中海贫血等称之为遗传性疾病。而因母亲在怀孕期间受到各种因素影响而导致的胎儿疾病称之为先天性疾病，比如母亲怀孕期间感染风疹引起胎儿同时感染而导致的畸形等。另外，家庭内部的突发事件或不和睦的家庭关系会通过影响母亲的情绪而影响到胎儿的生长和发育。可以说，遗传性疾病与父母的基因有关，更多地由父母的"先天"造成；而先天性疾病则与父母的情绪及环境有关，更多地由父母的"后天"造成。

（二）家庭对个人身心成长构成影响

家庭是人们在其中生活得最久，也是相对最重要的"环境"。每一个人都来自于家庭，并在家庭中完成初级社会化。首先，家庭环境是个体营养获得的重要环境，也就是说个体的身体发育主要依赖于家庭。其次，父母的教养方式会直接或间接地影响到儿童的心理健康水平①。此外，父母的情绪状态以及与儿童的情绪互动对儿童的心理发育影响尤为深刻。孩子成年后的情绪障碍、人格障碍，甚至是自杀行为多与父母的养育方式不当有关。那些在长期家暴家庭长大的孩子，在成年后往往会将父母的暴力行为方式带到自己的核心家庭中，陷入打骂孩子和夫妻暴力的循环，且对自身的暴力行为和所处的暴力环境"习以为常"，这种认知和行为还会进一步影响到他们的社交质量，从而对他们的整体健康状态构成负面影响。

（三）感染性疾病在家庭成员之间更容易传播

家庭成员同吃同住，相互之间必然密切接触，所以，但凡通过空气和消化道传播的疾病，如流行性感冒、肺结核、甲型肝炎等，都非常容易在家庭成员之间传播，此类家庭的内部卫生管理就尤为重要。一般来说，此类家庭中应做到家庭成员间不共用任何洗漱用品，外出穿戴的衣物不带入卧室，大人不可亲吻孩子等措施。

（四）家庭状况对家庭成员疾病的康复构成影响

家庭成员的婚姻状况、心理健康状况都会对个人的健康产生影响。研究表明，丧偶、离婚和独居者的死亡率均比结婚且伴侣健在者高得多。有严重家庭问题的男性心绞痛的发生概率高于一般家庭。在功能良好的家庭中，患有慢性病的儿童比功能不良家庭中的慢性病儿童生活得更愉快，有更好的食欲，生长发育得更好。同时，家庭对慢性病

---

① 边玉芳，梁丽婵，张颖. 充分重视家庭对儿童心理发展的重要作用［J］. 北京师范大学学报（社会科学版），2016，（5）：46—54.

患者的遵医行为也会构成影响。比如，家人的支持与监督是糖尿病患者饮食控制与持续服药的关键因素，脑卒中患者的康复与家人的支持程度密切相关。

（五）家庭成员的生活方式会相互影响

家庭成员的生活习惯和行为方式也会相互影响。比如，一个长期抽烟的父亲通常有一个抽烟的儿子，一个购物成瘾的母亲通常也有一个喜欢购物的女儿，不爱收拾的父母更可能带出一个不修边幅的儿子，一个从小被父亲打骂的孩子成年后更有可能打骂自己的孩子。

（六）家庭环境对个人健康的影响

过分拥挤凌乱的家庭空间会使家庭成员产生压抑感和沉闷感，使家庭成员之间的活动和交往无法保持适当的界限和距离，也常常使原有的矛盾激化且不易解决。另外，邻里关系、住房好坏、社区卫生和治安情况等都会影响家庭成员的身心健康。所以，家庭居所的选择以及家庭内部的安排与布置也是家庭健康管理的内容。①

三、个人及家庭健康是社会和谐的保证

因为个人必须通过家庭养育、上学、工作、交友和参与社会活动来完成个体的社会化，所以个体不可能是独成一体的人，而一定是社会的人。同时，健康是任何个体或社会充分发挥其功能的必要前提。当人们具备良好的健康状况时，才能参与各类活动，承担各种社会角色和责任，其所处的家庭才有可能是一个健康的家庭，所在的单位才可能是一个和谐的单位。但当人们患病时，其日常生活都会受到干扰

① 王家骥. 全科医学概论［M］. 北京：人民卫生出版社，2019.

和限制，其所在家庭的各种功能及健康程度也必然会下降。同时，这个患病的人对社会活动的参与及贡献也会下降，甚至会成为社会的负担。所以，个人及家庭的健康是社会和谐与发展的保证。

四、家庭是个人完成健康管理的重要场所

家的意义不仅在于血缘、亲情、依赖与归宿，更包括对成员健康的增强与维护。当下，越来越多的人了解到个人健康规划的重要性，但很多人对家庭健康管理概念的理解还是很模糊。可以说，每一个人都是"从（原生）家庭中来，到（新生）家庭中去"。所以，相对于个人和社会层面的健康管理来说，家庭才是健康管理最关键的环节和最重要的场所。家庭健康管理既能为个人健康创造环境，又能为社会健康管理提供基础。此外，主导并完成家庭健康管理工作的人应是家庭中的主要成员，而不是来自医疗机构的专业人士，这一点需要特别注意。

第二章 从身心基础谈健康管理

每个人都有生理、心理及社会三个层面的属性。其中生理是健康的基础，心理是健康的关键，社会适应是健康的保障。因此，要想做好家庭健康管理，对这三个层面的健康管理缺一不可。此外，管理者还应具备基础的生理、心理等方面的知识，这样才能不仅知其然，而且知其所以然。

第一节　人体生理基础

一、人体的细胞

细胞是构成人体结构和生理功能的基本单位。

如果把人的身体比喻成一座大厦，那人的细胞就是组成大厦的一块块砖瓦。事实上，成年人的身体由 100 多万亿个细胞构成。人体细胞很小，最大的细胞也小于 1 mm。所有的细胞日夜不停地工作，使得人体各器官和组织正常运转，人才能正常工作和生活。

细胞有各种各样的功能。比如，干细胞会源源不断地生成新的细胞，以完成补充人体受损、死亡的细胞的任务；红细胞能用血红蛋白携带氧气，并通过血液的流动将其输送到全身各处。而被称为"人体的健康卫士"的白细胞则是一种防御细胞，当人体受到致病细菌、病毒等侵扰时，人体的白细胞会主动攻击、吞噬它们，使机体不受侵害。

二、人体的组织、器官和系统

形态相似、结构和功能相同的一群细胞和细胞间质联合在一起构成组织。

人体有四大组织，分别是上皮组织、肌肉组织、结缔组织和神经组织。由多种组织相互结合而形成，具有一定形态和特定功能的结构，称为器官，如心、脑、肺、肾等。能够共同完成一种或几种生理功能的多个器官按照一定次序组合在一起构成系统。

以胃为例，胃的内表面由上皮细胞构成，属于上皮组织；胃能够蠕动，说明胃壁内有肌肉组织；胃排空时会感到饥饿，说明胃壁上有神经组织，胃壁中还含有血液等结缔组织。这些组织按照一定的顺序结合起来形成胃，来执行暂时贮存食物和初步消化食物的功能，所以胃属于消化器官。而胃和小肠、大肠、肝脏等消化器官一起组成消化系统。

人体有九大系统，它们分别是消化系统、呼吸系统、循环系统、神经系统、内分泌系统、运动系统、泌尿系统、生殖系统和免疫系统。诸多器官、系统协调配合，共同完成复杂的生命活动。

三、人体的九大系统

（一）消化系统

消化系统由消化道和消化腺组成，其中消化道包括口腔、咽、食道、胃、大肠、小肠等，消化腺包括口腔腺、肝、胰和消化道壁内的许多小腺体，它们协同作用，共同承担人体的消化和吸收功能。

以一粒豌豆的消化为例。豌豆进入口腔，通过牙齿的咀嚼，在唾液的共同作用下变成细小碎块，并通过咽和食道进入胃。然后，豌豆的小碎块在胃中通过胃有节律的收缩，与消化液及酶充分混合并受其作用而形成浓稠的"豌豆泥"（这种混合物也叫食糜）。食糜通过胃末端的狭窄开口到达小肠。在这里和肝脏分泌的胆汁、胰腺分泌的胰液及小肠腺分泌的小肠液混合在一起，被进一步消化和分解成营养物质和残渣等。其中营养物质大量穿过小肠绒毛壁进入毛细血管和毛细淋巴管，其中的大部分营养物质再由血液运输到肝脏。肝脏会将这些物质合成或分解为人体所需的各种重要物质，并把杂质代谢掉，再把这些人体所需物质通过血液运送给全身细胞，以维持人体的各种活动和功能。与此同时，食糜未能被小肠吸收的糊状残渣进入大肠，部分水分和电解质被大肠吸收，固体部分形成大便，由肛门排出体外。

（二）呼吸系统

呼吸系统是用于人体与外界气体进行气体交换的系统，包括呼吸道（鼻、咽、喉、气管、支气管）和肺。

呼吸系统最主要的功能是呼吸，人通过该系统吸入氧气和呼出二氧化碳，在肺泡与肺毛细血管之间进行气体交换，为全身的器官和组织提供足量的氧气，以保证正常的新陈代谢。此外，呼吸系统还具有一定的防御功能，如鼻对进入的空气有一定加温和过滤作用，气管也可通过纤毛运动、咳嗽等形式，将异物排出体外。

（三）神经系统

神经系统分为中枢神经系统和周围神经系统，是机体内起主导作用的系统。神经系统由神经细胞（也叫神经元）和神经胶质细胞等所组成。

中枢神经系统包括脑和脊髓，其中脑分为大脑、间脑、小脑和脑干四个部分，脊髓又分为颈、胸、腰、骶四段。大脑的主要作用是控制人的运动和收集神经传来的感觉信号，此外还和人的记忆、情感等活动有密切联系。小脑的主要作用是维持人体的运动平衡，使人体保持良好的姿势状态。脑干内有重要的神经核团和网状结构，主要作用是维持个体生命活动，包括心跳、呼吸、消化、体温、睡眠等。脊髓是脑干的直接延续，主要作用有传导神经信号、控制大小便和基础生理反射等。中枢神经常见的疾病有脑炎、脑积水、脑出血、脑梗死、脊髓空洞等。

周围神经系统包括脑神经、脊神经和内脏神经（自主神经）。一般来说，各种内外环境信息由身体感受器接收后，通过周围神经系统中的感觉神经传递到中枢神经系统的脑和脊髓的各级中枢进行整合，再经周围神经系统中的运动神经控制和调节机体各系统器官的活动，以维持机体与内、外界环境的相对平衡。简言之，周围神经系统一方面与中枢神经系统相连，另一方面与各种器官和组织相连，以此实现中枢神经系统对全身的控制。

（四）循环系统

循环系统是分布于全身各部的连续封闭管道系统，包括心血管系统和淋巴系统。心血管系统内流动的是血液，淋巴系统内流动的是淋巴液。

心血管系统是由心脏和血管（动脉、毛细血管和静脉）组成的一个完全封闭的血液循环通道，它以心脏为动力中心，通过血管将血液运抵全身各器官、组织。心脏有左心房、右心房、左心室、右心室四个腔。全身的静脉血通过上下腔静脉回流到右心房后，再通过三尖瓣进入右心室，接着进入肺动脉（肺动脉里的血仍旧是静脉血），在与肺泡里的氧气进行血氧交换后进入肺静脉（肺静脉里的血已是动脉血）。这些动脉血随后进入左心房，再通过二尖瓣进入左心室，最后通过主动脉流出心脏，输往全身。而毛细血管是位于小动脉与小静脉间的微细管道，管壁薄，有通透性，是人体进行物质交换和气体交换的场所。

淋巴系统遍布于全身各处，由淋巴管道、淋巴组织和淋巴器官组成，承担重要的人体防御功能。淋巴系统一方面通过引流淋巴液清除机体内的异物、细菌等，另一方面担当身体防御的前哨，由分散于身体各处的淋巴结充当"过滤装置"和产生免疫应答，有效阻拦经淋巴管进入的微生物。

（五）内分泌系统

内分泌系统是由内分泌腺和分散于某些器官组织中的内分泌细胞组成的分泌激素的系统。该系统对机体的基本生命活动如新陈代谢、生长发育等发挥调节作用。其中，激素是内分泌腺或内分泌细胞产生的，对机体代谢和生理功能发挥高效调节作用的化学物质。

人体内主要的内分泌腺有垂体、甲状腺、甲状旁腺、肾上腺、胰岛、性腺、松果体和胸腺等。

（六）泌尿系统

泌尿系统由肾脏、输尿管、膀胱和尿道组成。其中，肾是生成尿液的场所，尿液生成后通过输尿管进入膀胱暂时储存，在达到一定量后再通过尿道排出尿液。

需要说明的是，男性与女性的肾脏、输尿管、膀胱没有什么区别，但两性的尿道有很大的不同。从功能上看，女性尿道仅是一个排尿的通道，而男性尿道除了排尿外，还是精液和前列腺液的排出通道，因此，男性尿路感染常涉及前列腺问题。从结构上来看，女性的尿道短而宽，开口于阴道口的上前方。而男性的尿道则长而窄，分为尿道前列腺部、尿道膜部及尿道海绵体部。

（七）生殖系统

男性与女性的生殖系统均由内、外生殖器两部分组成，但各部分的具体构成存在差异。男性外生殖器包括阴囊和阴茎，内生殖器包括生殖腺（睾丸）、输精管道（附睾、输精管、射精管和尿道）以及附属腺（精囊腺、前列腺、尿道球腺）；女性外生殖器包括阴阜、大阴唇、小阴唇、阴蒂、阴道前庭、尿道口等，内生殖器包括卵巢、输卵管、子宫、阴道等。无论男女生殖系统，其主要功能都是产生生殖细胞、繁殖后代、延续种族和分泌性激素以维持性特征。此外，女性生殖系统中的子宫还具有孕育胎儿的功能。

（八）运动系统

运动系统由骨、骨骼肌和关节三部分组成，它构成了人体的支架和基本轮廓。在运动中，骨起杠杆作用，关节是运动的枢纽，骨骼肌则是运动的动力部分。运动系统主要有运动、支持和保护三大功能，其中的骨骼还有造血、维持矿物质平衡的功能。

就运动功能而言，人体各部位的骨与关节构成骨骼，附于骨骼上的骨骼肌收缩时牵引骨移动位置，就产生了运动。就支持功能而言，骨骼是人体的支架，与肌肉共同赋予人体基本轮廓，并可支持人体的重量。就保护功能而言，骨骼和肌肉构成体腔（如颅腔、胸腔、腹腔和盆腔）的壁来保护内脏。另外运动系统内有一些在体表可摸到或看到的骨性或肌性标志，这些标志在临床上有重要的意义，常被用来确定内脏器官、血管和神经的位置以及针灸取穴的部位。

（九）免疫系统

免疫系统是人体抵御病原体侵犯最重要的保卫系统，由免疫细胞和免疫分子构成。其中免疫器官包括骨髓、胸腺、脾脏、淋巴结、扁桃体等，免疫细胞包括淋巴细胞、巨噬细胞等，免疫分子包括免疫球蛋白、干扰素等。

免疫系统可以保护人的身体，维护机体的健康。如果把人体比喻成一个国家，免疫系统就是国家的军警系统，它不仅可以识别和清除人体内发生突变的细胞、衰老死亡的细胞或其他有害成分（"变节者"），而且可以识别和清除自人体外入侵进来的病原体（"入侵者"）。

免疫系统遍布全身，涉及许多类型的器官、组织、细胞和分子。这个巨大的网络一直在寻找"入侵者"和"变节者"，一旦发现就会发起攻击，这种攻击就是产生免疫反应。免疫反应会产生抗体，一旦产生了抗体，就会在体内留下副本，这样如果再次出现相同的"入侵者"或"变节者"，免疫系统就可以更快将它们消灭。例如水痘，人只要得过一次，一生都不会再得，这就是因为人第一次战胜水痘时会在体内产生和存储水痘抗体，等水痘病毒再次进入人体时，人体免疫系统就可以轻车熟路地将其消灭了。

　　需要注意的是，人体的各个系统并非独立工作，而是相互影响相互作用的。比如良好的心血管功能会使人的骨骼和肌肉更加强壮，免疫系统好又能减少呼吸系统疾病。与之相反，高血压会引起眼病、肾脏病，肾功能不全会导致血压升高，高血压会引起脑中风等。

第二节　心理学基本常识

　　人的心理状况可分为正常心理和异常心理（也称心理正常和心理异常）两大类。其中，正常心理又可分为心理健康和心理不健康两种状态。心理健康，是指个体的各种心理状态（如一般适应能力、人格的健全状况等）保持正常或良好水平，且自我内部（如自我意识、自我控制、自我体验等）以及自我与环境之间保持和谐一致的良好状态。心理不健康则包括一般心理问题、严重心理问题等。

　　异常心理是指各类典型精神障碍症状的心理活动，如变态人格、确诊的神经症、躁狂症，以及其他各类精神障碍如精神分裂症等。"心理疾病"与"异常心理"可理解为同类概念，只不过"心理疾病"的重点在于已经被精神科医生给出了明确的诊断，而"异常心理"则是对很多不正常心理活动和行为的笼统判断，重点没有落到诊断上。①

一、正常心理与异常心理的基本评判

　　人的心理非常复杂，心理学也是一门非常复杂的学科，迄今为止尚未有一套公认的客观检查方法可用来精确鉴别心理活动的正常与异常。目前心理学家和精神科医生使用以下三原则来对人的心理活动是否正常进行一般判断。

---

① 黄希庭，郑涌．心理学十五讲［M］．北京：北京大学出版社，2005.

（一）主观世界与客观世界是否统一

该原则用于判断一个人的心理活动是否符合他所处的环境条件，或是否能够正确反映外部世界。如果一个人的心理活动与外部环境是统一的，则他的言行举止就可以被人们所理解，此时就可认为这个人的心理活动符合主观世界与客观世界统一性原则，反之就是违反了这一原则。例如，一个人坐在房间里，周围明明没有任何人和东西，他却说"看到了"某样东西，或者"听到了"某人在讲话，如果这种情况反复出现，那么这个人的心理活动与外部环境之间就出现了不统一，也就是说这个人的心理活动异常了。

（二）心理活动的内在是否协调

人类的基本心理活动可大致划分为"知（认知）""情（情绪与情感）""意（意志）"三种。在人的各种心态里，这三种基本心理活动往往都是同时发生的，而不是一个个单独发生的。例如，当人在回忆一件事情的时候，回忆事情本身体现了一种为达成某种回忆目的的主观意志，而回忆内容里也肯定包含了此人对这件事情的认知、情绪或情感。也就是说，这个回忆是认知、情绪与情感、意志三者的协调统一过程。简言之，当一个人的心理活动在知、情、意三个方面是协调和完整的，那么他的心理活动的内在协调就是正常的。相反，如果一个人在回忆一件愉快的事情时却带着忧伤的情感，或者在讲述悲痛的遭遇时却非常高兴，那么此人的心理就出现了问题。

（三）人格是否相对稳定

世界上的每个人都有各自不同的人格心理特征，这种人格心理特性是以人的先天素质为前提，并在后天经历中逐渐形成的。人格心理特征一旦形成，就具有相对稳定的性质。换言之，如果没有重大的外部环境条件改变或严重的脑部损害，它是不会轻易改变的。但如果一个原先很爱整洁的人突然变得不讲卫生、不修边幅；或者是本来热情合群的人突然变得沉默寡言，不愿与人交往，而以上变化在经过认真分析后仍找不到引发的原因，就应该考虑此人的人格相对稳定性有了障碍，也可基本判定此人的心理活动出现了异常。

一个人的心理活动只要在以上三原则中的任何一条上出现了异常，就可基本判断这个人的心理是异常的。这种心理异常无法通过心理咨询解决，得由精神科医生接诊，并通过药物进行治疗。

需要特别提醒的是，非专业人士在对一个人的心理是否正常进行应急性的简单分辨时，务必注意以下两点。第一，在掌握和运用上述三个判断标准时务必严谨，不能胡乱套用。如把日常生活中由于某种原因而引发的暂时性情绪反应，以及暂时的人际关系不良也当作心理异常，这就是胡乱套用。离开了具体的时间、地点和条件，抽象和孤立地分析人的心理活动，甚至套用心理学术语对人进行胡乱分析，是不科学的，会导致不良后果。第二，必须明白判断心理正常和心理异常不是一件容易的事情。首先，心理正常与心理异常之间的差别常常是相对的，两者之间在某些情况下可能有本质的差别，但在更多的情况下又可能只有程度的不同；其次，心理异常的表现受多种因素（如生物因素、心理状态、社会环境、文化背景等）的影响，个人判断的视角不一样，结果可能也会有所差别；其三，单纯的心理问题目前尚无客观方法可用于精确检测，一般多靠专业人员的临床经验来主观判断。

二、心理问题

心理问题也称心理失衡，是正常心理活动中的局部异常状态，它归属于正常心理范畴中的心理不健康类别，不是心理异常。

（一）形成原因

心理问题的形成原因主要包括以下三种：

1. 生理原因

糖尿病、癌症等慢性病躯体疾病，特殊年龄阶段（如青春期和更年期）和性别因素等，都可能在特定条件下诱发心理问题。

2. 心理原因

不合理的认知、愤怒、嫉妒、焦虑、抑郁、悲伤等情绪，某些不良习惯和行为，以及一些比较特殊的人格特征（比如事事过于追求完美），都可能诱发心理问题。

3. 社会原因

某些负性事件，比如股票大跌损失惨重、家庭关系破裂，以及个人在社会关系网络中无法获得足够的外界物质和精神支援等，都可能诱发心理问题。

（二）一般心理问题与严重心理问题的区别

一般心理问题是一种轻微的心理不健康。有一般心理问题的人的精神活动基本正常，且没有病理性心理变化，所以外在表现与没有心理问题的正常人没有不同。一般心理问题的特点是具有情境性、偶发性和暂时性。当脱离了引发该问题的特定情境，该问题就会消失。如晕血的人只要不看见血，就不会晕厥，而且脱离有血的环境后马上就能回复正常。平时人们所说的"心理困惑""心理困扰"等，通常指的就是一般心理问题。一般心理问题通常不会影响人的工作、学习、社交、兴趣爱好等，同时患者能够意识到自身存在的问题，并且愿意努力进行改善。通过患者有意无意的自我调节后该问题常常会缓解，或频率减少，或强度减弱，甚至自行痊愈。一般心理问题是日常生活中最常见的心理问题，心理咨询对其相当有效。

严重心理问题与一般心理问题相比最大的区别就是出现了心理问题的泛化。所谓泛化就是指引起患者目前不良心理和行为反应的刺激事件不再是最初的事件。同最初刺激事件相类似、相关联的事件，甚至与最初刺激事件无关联的事件也能引起这些心理和行为反应（症状表现）。比如，曾经因为被老师点名批评导致的心理困扰没有及时解决，之后看到老师都会感到害怕，甚至不敢跟任何一个老师对视。再比如，原本是学习上的心理困扰，最后泛滥到工作和生活上都受到影响。泛化就是所谓"一朝被蛇咬，十年怕井绳"的状态。需要注意的是，一般心理问题随着时间发展，如果不给予及时干预，很可能会泛化成严重的心理问题。

第三节 社会适应

一、概述

社会适应能力包括个人生活自理能力、基本劳动能力、选择并从事某种职业的能力、社会交往能力、用道德规范约束自己的能力[①]。从某种意义上来说就是指人的社交能力、处事能力、人际关系能力。本书更多侧重于描述人的社会交往与健康的关系。

一个人的社会交往能力如何，会在很大程度上影响这个人融入社会和接纳社会的能力，也是其综合能力的重要表现。任何人都必须与他人及社会发生关联，即使是一个多年不出远门也不工作的"怪人"，也免不了要买菜、购物、看病。一个正常的人，必然会在各种生产生活活动中与人交往，并通过交往学习知识、获取经验、规范道德，最终满足自己的物质和精神需求。

社会交往能力需要生理、认知、情绪等一系列能力为基础。反过来，社会交往的面和程度也会对人的生理、认知、情绪产生深刻而持久的影响。正如我国著名心理学家丁瓒教授所说的："人类的心理适应最主要的就是对人际关系的适应，所以人类心理疾病主要是由人际关系的失调而来。"

[①] 吴佩瑶. 体育锻炼与非锻炼大学生社会适应能力比较研究［D］. 成都：成都体育学院，2018.

简言之，良好的人际关系是个体社会活动得以实现的手段，是人的社会化以及人格健全发展的重要途径，是人获取心理健康和生理健康的重要条件，也是人与人之间信息交流、组织协调、情感沟通不可或缺的因素。

二、社会交往对身心的影响

（一）对身体的影响

有些人认为，社会交往不会对人的身体健康构成影响，身体健康更多是与营养、运动等因素相关，实际上这是一种错误的认识。有一项研究报告发现，社会交往对身体健康的影响不容小觑，特别是在心脏病、高血压、癌症的发病率上，社会交往因素的影响甚至不亚于饮食和睡眠。另一项研究则发现，如果一个人能够与周围人相处良好，此人会相对更容易保持身体健康。所以，社会交往会在很大程度上影响人们的身体，即便为了健康考虑，人们也应进行良性社会交往。

（二）对心理的影响

在现代社会中，人们所受的各种压力日益增加，人们对由良性社会交往而形成的良好人际关系的需求也更加迫切。研究证实，良好的人际关系可以降低人的心理压力，化解心理障碍，有利于心理健康。相反，如果正常人际关系需求得不到满足，就会形成挫折源，进而引发人的不良情绪，如焦虑、不安、恐惧、孤独、愤怒、敌对等。

在生活中有这样一个现象：那些社会支持较差的人更容易发生心理问题或心理障碍，而那些拥有高质量友情及有家庭情感支持的人发生此类问题的可能性则低很多。其实，任何人都有产生心理问题和心理障碍的可能，只是社会支持好的人更有机会说出内心的冲突，从而做到情绪的及时宣泄；而社会支持差的人在遇到问题时无法如前者那样及时宣泄情绪，也很难获得正面的情绪支持，因此更容易积累负面情绪，乃至形成心理问题或心理障碍。

第四节　人的心理与社会发展

　　心理健康对人的生存乃至发展有着重要的作用，而人的心理是一个不断成长、变化的过程，每一阶段都有不同的特征和需求。因此，要想开展基于生命周期的心理健康维护，就要先从学习心理发展规律入手，了解人不同生命阶段的心理特征和需求。[①]

　　有关心理发展规律的理论很多，本书着重介绍被广泛接受的，由著名心理学家爱利克·埃里克森提出的"心理社会发展理论"。

一、心理社会发展理论概述

　　爱利克·埃里克森在心理社会发展理论中把人整个生命周期的心理发展划分为 8 个阶段（时期），每一阶段都有各自的发展任务，每一项任务的顺利解决是人格健康发展的前提。[②]

　　该理论认为，一方面，人的心身在生命进程中表现出质和量两方面的变化，并且与年龄有密切的联系，既表现出连续性，又表现出发展的阶段性，有明显的年龄特征；另一方面，每一个阶段是否能够顺利度过，又受到社会环境的影响。

[①] 按：心理学上存在一个叫"发展心理学"的学科，该学科专门研究个体从受精卵开始到出生、成熟、衰老直至死亡的整个生命历程中的心理发生、发展特点和规律。

[②] 罗斯·D·帕克．社会性发展（第一版）［M］．俞国良，郑璞，译．北京：中国人民大学出版社，2014．

二、心理社会发展理论的阶段划分

（一）婴儿期（0～1.5岁）：基本信任与不信任的心理冲突①

1. 特征

婴儿的愉快感，主要是通过吮吸活动，在口腔部位获得。而婴儿最主要的吮吸活动是吃奶，提供奶水的母亲由此成为满足婴儿愉快需要的最重要人物。通常而言，婴儿的快乐、健康和满足均来自母亲，其生存和幸福也依赖于母亲，所以其最信任和依恋的人当然就是母亲。值得注意的是，和弗洛伊德认为婴儿的心理健康程度主要取决于吮吸满足程度的观点不同，埃里克森更强调养育质量，而非吮吸行为对婴儿心理健康的影响。

2. 意义

母亲的育儿态度会受到其所处社会文化及环境的影响。如果母亲所处的社会文化和环境不重视育儿行为，母亲就有可能轻视育儿角色，忽视育儿行为，反之亦然。

在这个心理发展阶段，婴儿对给自己提供基本需要和生活照顾的人形成信任。如果主要照顾者（一般为母亲）对婴儿的各种需求表现出频繁的拒绝或直接不予理会，婴儿就会认为世界是不可靠的，周围的人是不可信任的。

作为主要照顾者的母亲，是婴儿信任感建立的最主要的对象，同母亲互动产生的经验，实际上就是婴儿最早的社会经验。婴儿与母亲的互动体验将会培养婴儿对他人的信任感，也将成为其青少年期"自我同一性"健康发展的基础。所以，为促进这个时期婴儿的心理健康，既要保护好母亲的育儿行为，又要充分满足婴儿的各种需要。

---

① 按：埃里克森理论中未对每阶段的具体年龄进行明确规定，本书各阶段年龄均为近似值。

在这个阶段，如果儿童能够培养起对外界的信任感，就能形成"信任"的积极品质。

（二）幼儿期（1.5～3 岁）：自主与羞怯（或怀疑）的冲突

1. 特征

两岁左右的幼儿的脑重可达成人脑重的 70％ 左右，神经系统进入发育高峰，这个时期也正是大脑可塑性最大的阶段[①]。与此同时，幼儿肌肉发展迅速，开始有能力并有意愿主动学习怎样控制自己的肌肉，比如能够小心地端起杯子，将杯中的水一滴不洒地喝下去，这是儿童的"自主"得以发展的生理基础[②]。再比如，如果在这个阶段幼儿能够得到适当的大小便排便训练，在行为上就能很快学会控制肛门肌肉，自主控制大小便的排便时间和场所，这就能够解决幼儿的"随心所欲"和父母要求之间的冲突。

2. 意义

埃里克森认为，幼儿时期是一个"充满活力的发展时期"，孩子一旦形成了自主意识，就能自动释放能量，顺利解决好下一个心理发展期的冲突。此时，如果父母能以理智和坚定的态度引导幼儿的各种行为，就会使幼儿朝既能遵循父母的要求，同时又不伤害自尊的方向发展，并能形成一种自主感。相反，如果父母对孩子的态度是过分溺爱或者严厉苛刻，幼儿就会产生挫折、羞怯和疑虑心理。这样的幼儿长大后会缺乏自信心，怀疑自己对生活的掌控能力，严重的还可能患上强迫症。强迫症发生的内在机制可能是幼儿在潜意识层面期待通过强迫行为，比如反复洗手洗脸等行为来达成对自己和生活的控制感。

---

① ［美］谢弗等. 发展心理学［M］. 邹泓等，译. 北京：中国轻工业出版社，2009.

② ［美］罗伯特·费尔德曼. 发展心理学［M］苏彦捷等，译. 北京：世界图书出版公司，2007.

在这个阶段，如果自主感能够战胜羞怯感，就能形成有"意志力"的积极品质。意志力是人的一种内在力量，它使人能在保持自由选择的同时形成自我约束。

（三）学龄前期（3～5岁）：主动与内疚的冲突

1. 特征

埃里克森认为，这个时期的儿童处在一个充满活力的发展时期。一旦他们在前一阶段形成了自主意识，就不会再像2岁左右时那样执拗。在这个时期，孩子会对父母、同伴和周围的环境产生强烈的好奇心，主动性使得学龄前期的儿童在探索外在环境和与人交往时产生了目的感。好奇心和目的感驱使他们将交往范围扩展到家庭以外，并开始无意识地探索自己能成为哪一种人；与此同时，他们的语言能力进一步发展；想象力也更加丰富，常常与同伴在游戏中扮演大人的角色；对异性父母产生依恋感，并伴随对同性父母的排斥感。①

2. 意义

在这个时期，如果孩子的好奇心和想象力能得到父母鼓励，就会形成主动性，并能为后期个人学习和达成发展目标奠定基础。反之，如果孩子在主动探索环境或与人交往时受到父母或其他人的讥笑或惩罚，其自信心就会受到打击，从而对自己主动行为的动机及行为本身产生怀疑和内疚感。以至于以后每当要干一件事时，就想起当初遭受讥笑或受罚的情景，并因此产生怀疑、自责、内疚等负性心理体验，从而缩手缩脚。这样的孩子成年后往往循规蹈矩，缺乏进取精神，在与人交往和具体工作方面都难以取得成功。

在这个阶段，如果孩子能以积极、自信的方式对待面临的一切人

---

① ［美］劳拉·E·伯克. 伯克毕生发展心理学：从0岁到青少年（第4版）［M］. 陈会昌等，译. 北京：中国人民大学出版社，2014.

和事，就能形成有"目标"的品质。

（四）学龄期（6～12岁）：勤奋与自卑的冲突

1. 特征

在这个阶段，儿童的交往范围由自己的家庭扩展到学校，交往对象由父母、同伴扩大到老师和同学。埃里克森认为，如果儿童感觉自己有能力控制其生活中的某些技能和任务，比如，能在老师的引导下结识小伙伴，或者学到新知识及技能，勤奋与自卑的冲突就能得以解决，由此可以形成勤奋感。反之，如果家长和学校没能为儿童准备好合适的交往环境和学习内容，或者儿童的能力、控制感受到了教师或同伴的压抑，就会导致自卑感。

2. 意义

在这个阶段，老师成为影响儿童发展的重要人物。如果儿童在学校里经常能获得肯定和奖励，其勤奋感就会得到进一步发展，乃至发展出更好的能力。这种能力是其今后承担社会工作的基础品质。相反，如果儿童的各种行为得不到肯定或认可，就会产生自卑感，能力的发挥就会受到抑制。

在这一阶段，如果儿童的勤奋感胜过自卑感，就可以形成有"能力"的积极品质。

（五）青春期（12～18岁）：自我同一性与角色混乱的冲突

1. 特征

青春期是一个人由童年向成人过渡的阶段。儿童进入青春期后，身体发育加速，其性别特征日益明显，运动能力明显提高。在心理上，他们的情绪波动变大，与父母互动的意愿下降，更愿意与同伴在一起。埃里克森认为，这个阶段是一个人成为有创造力、有幸福感的成年人的关键阶段①。这个阶段的心理发展任务是解决自我同一性与角色混乱的矛盾，为进入成年早期的心理发展打下基础。

2. 意义

通过前面几个阶段的顺利发展，青少年获得了对他人的信任感、做事情的自主性和主动性，以及勤奋感。他们对自身与他人的关系认识也更清晰（比如在家里是父母的孩子，在外面是同伴的朋友，在学校里是学生）。到了青少年后期，他们要把这些特征和以往的经验组合在一起，形成"自我同一性"，即自己"已经是谁，想成为谁和应该成为谁"的意识。

在这个阶段，青少年如果不能形成自我同一性，则产生角色混乱，也就是同一性危机。表现为不能明确地意识到自己是谁，今后怎么发展。为此，他们会体验到比以往更多的痛苦、焦虑、空虚和孤独。在这种不明确的意识状态下，他们想对自己的未来做出选择，但又做不到。同时，如果父母和社会逼迫他做出选择，他们就会以叛逆的形式来保护自尊心。发展心理学研究表明，很多的青少年犯罪都与自我同一性的发展危机没能解决有关。

在这个阶段，如果青少年的自我同一性与角色混乱的矛盾得到积极的解决，就能形成"忠诚"的积极品质。

（六）成年早期（18～25 岁）：亲密与孤独的冲突

1. 特征

埃里克森认为，成年的每一阶段都面临着机遇和危机，每个阶段都是变得更好或者更糟的转折点②。在前一期建立了稳定的自我同一性

---

① ［美］劳拉·E·伯克. 伯克毕生发展心理学：从 0 岁到青少年（第 4 版）［M］. 陈会昌等，译. 北京：中国人民大学出版社，2014.
② ［美］劳拉·E·伯克. 伯克毕生发展心理学：从 0 岁到青少年（第 4 版）［M］. 陈会昌等，译. 北京：中国人民大学出版社，2014.

的基础上，成年早期的人进入寻觅并投入亲密关系的追求之中。这里的亲密关系不仅包括与爱情有关的关系，还包含朋友关系及工作关系。

2. 意义

研究显示，自我同一性比较成熟的年轻人更能与人合作，对人更宽容，更能享受与他人在一起的时光。这里特别需要指出的是，亲密关系也不仅限于配偶之间，同事、朋友之间也可建立亲密关系。若一个人不具备与朋友、配偶建立亲密关系的能力，就会走向孤独。这种人往往会回避与他人的亲密交往，不能与他人分享彼此的信任。

在这个阶段，如果亲密的比例大于孤独，就能形成"爱"的积极品质。

（七）成年中期（25～65岁）：繁衍与停滞的冲突

1. 特征

埃里克森认为，人在进入成年中期后，繁衍需求日益上升，一方面想生育后代，另一方面将繁衍感扩展到工作和社会层面（比如在单位里做领导者或在社区里做志愿者）。这种需求还会导致对生产和创造的进一步追求，比如一个教师追求教学上的成就，一个工人追求更高的生产效率。无论是生育后代，还是参与工作和社会活动，都是人获得自我繁衍感的手段。

2. 意义

在这个阶段，个人不仅有养育孩子的驱动力，还有承担社会工作的心理需求，并通过养育和工作获得责任感。但如果没能顺利进入"繁衍"阶段，则会表现出既缺乏家庭责任感，又缺乏集体责任意识的"停滞"特征。如不能好好地养育孩子，工作上马马虎虎，人际关系贫乏等。

在这个阶段，如果繁衍感战胜了停滞感，就能形成"负责任"的积极品质。

（八）成年晚期（65 岁以后）：自我完善与绝望的冲突

1. 特征

此阶段属于老年阶段，进入此阶段的人一生的主要活动已基本结束。埃里克森认为，进入成年晚期后，一个人可以认为自己的一生是完善的，也可以认为自己的一生是不完善的[①]。建立了自我完善感的老年人，不管他人如何评价他前半生的生活和工作，他都能坦然地面对过去的成就和不足，并认为自己的生活是圆满的、有意义的，因而不惧怕死亡。相反，如果老年人前面几个阶段中任何一个阶段的心理发展没能顺利推进，到了这一阶段就会对人和事处处挑剔，对人生感到绝望，因而回避谈论死亡，惧怕死亡。

2. 意义

个体的发展贯穿人的一生，前一个阶段是后一个阶段的基础，后一个阶段是前一个阶段的继续，既有连续性，又有阶段性。用通俗的话讲，若要一生顺利走完，就需要每一阶段做好每一阶段的事情，每一阶段完成每一阶段的任务，这样才能顺利地过好后续阶段，过好这一生[②]。

在这个阶段，如果自我完善感大于绝望感，就能形成有"智慧"的积极品质。

---

① ［美］劳拉·E·伯克. 伯克毕生发展心理学：从 0 岁到青少年（第 4 版）［M］. 陈会昌等，译. 北京：中国人民大学出版社，2014.

② 范赟，朱霞，王朝凤.《一个人的朝圣》中的哈罗德的成长阶段解读——基于埃里克森心理社会发展理论［J］. 济南职业学院学报，2018（6）.

第三章　优化生活方式与健康管理

一个人是否健康，是与其是否拥有健康的生活方式息息相关的。而健康生活方式的主要内容，在中华人民共和国卫生部公告的《中国公民健康素养基本知识与技能》中被明确定义为"包括合理膳食、适量运动、戒烟限酒、心理平衡 4 个方面"[①]。简言之，对这四个方面进行良好管理，可有效促进个人健康。

　　近年来，随着人们对个人健康管理的重视以及健康管理领域的迅速发展，睡眠与社会交往方面的内容也被纳入其中。

---

① 卫生部公告《中国公民健康素养基本知识与技能》. 中华人民共和国中央人民政府．〔EB/OL〕．（2008‐2‐5）〔2021‐6‐11〕，http：//www. gov. cn/gzdt/2008-02/05/content_884068. htm.

第一节　合理膳食

《黄帝内经》指出："五谷为养，五果为助，五畜为益，五菜为充，气味合而服之，以补精益气"。合理膳食即平衡膳食，是指给机体提供种类齐全、数量充足、比例合适的能量和各种营养素，并与机体的需要保持平衡，进而达到合理营养、促进健康、预防疾病的膳食。

一、营养基础知识

"人是铁，饭是钢"，饮食与人的生命活动和整体健康关系密切。科学营养不仅指要吃东西，还指要知道如何吃才能最大化保持健康，而这就牵涉到一些营养学知识。

食物给身体提供了营养物质，用于产生热能、修复受损组织、促进组织生长、维持正常生长代谢。从生理学来说，这些营养素包括碳水化合物、脂类、蛋白质、维生素、矿物质、水共6种。在这6种营养素中，只有碳水化合物、脂类、蛋白质这3种营养素能给机体提供热量。它们通过能量代谢被机体利用，或者以糖原或脂肪的形式储存在体内。

（一）碳水化合物

碳水化合物是人体最主要的能量来源，这些能量用来维持正常的生理功能、日常劳作和运动等。食物中的碳水化合物分成两类，一类是人体可吸收利用的有效碳水化合物如单糖、双糖、多糖；另一类是人体不能消化的无效碳水化合物，如纤维素[①]。纤维素不产生热量，本身也不能被消化和吸收，但可以帮助消化系统中的食物顺畅地移动或减缓消化道对食物热量的吸收速度。

谷、薯、豆类、蔬菜、水果都是碳水化合物的主要来源，而奶制品是唯一来自动物性食物来源并含有大量碳水化合物的食品种类。1 g碳水化合物可产生 4 kcal（大卡）热能。一个人平均每一天需要 2 000 kcal 左右的热能。虽然因年龄、性别和活动水平的不同，个体每天的能量需求有差异，但整体上来说，中国健康人群每日通过碳水化合物摄入的热量占摄入总热量的 50％～65％，也就是说人体每天摄入的热量中有约 1 000～1 300 kcal 是来源于碳水化合物。当碳水化合物的摄入超过身体需要时，就会转化成脂肪贮存于身体内，进一步引起代谢性疾病，如肥胖、高血脂、糖尿病等。

（二）脂类

1. 脂类的构成

脂类包括脂肪和类脂两大类。脂肪又称甘油三酯，约占体内脂类总量的 95％。类脂是某些理化性质上与脂肪类似的物质，包括胆固醇、胆固醇酯、磷脂等，约占体内脂类总量的 5％。因为脂肪在人体脂类中占比较高，所以营养学上谈到营养素时往往直接将脂类称为"脂肪"。为便于读者理解，本书后续内容中也将"脂类"称为"脂肪"。

2. 脂肪的作用

脂肪是体内过剩的能量的一种贮存形式，体内的脂肪比例常随营

[①] 按：纤维素是膳食纤维的一种，膳食纤维包括纤维素、木质素、果胶、抗性淀粉等，谷物、水果、蔬菜里含大量的膳食纤维。根据溶解性的不同，纤维素可分为可溶性膳食纤维和不可溶性膳食纤维两类。可溶性膳食纤维能降低血液胆固醇，调节血糖，降低心血管病的危险；不可溶性膳食纤维可调节肠的功能，防止便秘。

养状况、能量消耗等因素而变动。脂肪具有提供热量，保持人体体温，固定内脏，润滑皮肤，促进脂溶性维生素吸收等作用。脂肪在体内主要分布于皮下组织、器官（如大网膜、肠系膜、肾脏等）周围以及肌肉纤维之间。脂肪来源有动物性和植物性两大类。动物性脂肪主要来源于猪、牛、羊、禽、鱼及奶类等，植物性脂肪主要来源于芝麻、葵花子、核桃、松子、黄豆等果实及它们的提取物。1 g 脂肪可产生约 9.46 kcal 的热能，是碳水化合物的 2.4 倍左右。中国健康人群每日通过脂肪摄入提供的热量为总热量的 20%～30%，即约 400～600 kcal，也就是每日摄入约 42～63 g 的脂肪即可满足身体需求。脂肪除了提供热量，还能协助体内脂溶性维生素（维生素 A、维生素 D、维生素 E 及维生素 K）的代谢。

脂肪过量可以导致人体肥胖，出现高血脂、动脉粥样硬化等症状。在血液指标中，甘油三酯超标意味着此人有患心血管疾病的风险。甘油三酯不达标则表示此人有可能患有甲亢、营养不良等疾病。

3. 脂肪的分类

脂肪可在脂肪酶的作用下分解，产生甘油和脂肪酸。

脂肪酸按饱和度划分可分为饱和脂肪酸和不饱和脂肪酸。

（1）饱和脂肪酸：饱和脂肪酸主要来源于动物性食物，如牛、猪和鸡等（禽类和鱼类中的饱和脂肪酸含量相对较低）；其次来源于部分植物油，如椰子油、棕榈油和可可籽油等。饱和脂肪酸被认为是导致胆固醇升高的元凶之一，可能引起心脏病、高血压等疾病，因此不建议过多食用。

（2）不饱和脂肪酸：不饱和脂肪酸又分为单不饱和脂肪酸和多不饱和脂肪酸。

① 单不饱和脂肪酸：其主要来源于橄榄油、花生油、菜籽油、坚果类、鳄梨等，能够清除血液中的"坏胆固醇"（低密度脂蛋白胆固醇）。另外，还能和维生素 E 共同作用，保护细胞免遭自由基破坏。

② 多不饱和脂肪酸：其主要来源于玉米油、豆类、鱼类及部分食物种子。其中，多不饱和脂肪酸中的欧米茄-3脂肪酸（主要来源于深海鱼类）和欧米茄-6脂肪酸（主要来源于玉米油、葵花籽油等植物油）按合理比例摄入，可对保护心脏等器官功能及消除负面情绪起到很大作用。

脂肪酸按空间结构划分可分为顺式脂肪酸和反式脂肪酸。在自然状态下，大多数的不饱和脂肪酸为顺式脂肪酸，只有少数是反式脂肪酸（主要存在于牛奶和奶油中）。

有些研究发现反式脂肪酸可提高低密度脂蛋白胆固醇水平，降低高密度脂蛋白胆固醇水平，从而增加冠心病的风险；人造奶油中的反式脂肪酸可诱发肿瘤、2型糖尿病等疾病，但这些对人体健康不利的影响还需要更多的证据。人造奶油、蛋糕、饼干、油炸食品、奶酪产品以及花生酱等食品是反式脂肪酸的主要来源。世界卫生组织和联合国粮农组织在2003年版的《膳食营养与慢性疾病》中建议"为了增进心血管健康，应该尽量控制膳食中的反式脂肪酸，最大摄取量不超过总能量的1‰"。

4. 胆固醇

胆固醇是类脂中的一种，广泛存在于动物脑、肾、脾、皮肤、肝和胆汁等中，胆固醇指标是用来判断心血管功能的一项重要体检指标。在功能上，胆固醇不仅是细胞膜的重要成分，而且是合成胆汁、肾上腺素、性激素等多种人体重要活性物质的原料。胆固醇是人体不可或缺的重要物质，但如果胆固醇摄入过多则对人体不利。

人体内胆固醇有两个来源，一类是从食物中获得的外源性胆固醇，主要来自肉类、内脏、蛋黄和奶油等；另一类是由肝脏和肠壁细胞等合成的内源性胆固醇。

下面介绍胆固醇的几个相关概念：

① 总胆固醇、低密度脂蛋白（LDL）、高密度脂蛋白（HDL）：由

于脂类不溶于水或微溶于水，因此无论是外源性还是内源性脂类都必须形成溶解度较大的脂蛋白复合体，才能在血液循环中运转。因此，胆固醇在血液中常以脂蛋白的形式存在，而总胆固醇就是指血浆中所有脂蛋白中含有的胆固醇的总和。

脂蛋白复合体又可根据其密度大小分为低密度脂蛋白（LDL）和高密度脂蛋白（HDL），其中，低密度脂蛋白中的胆固醇含量要比高密度脂蛋白中的胆固醇含量为高。

此外，由于低密度脂蛋白的浓度与动脉粥样硬化的发病率存在正相关，而高密度脂蛋白含量的高低与患心血管病的风险呈负相关，因此人们往往将低密度脂蛋白胆固醇称为"坏胆固醇"，而将高密度脂蛋白胆固醇称为"好胆固醇"。

② 血脂类指标增高的原因：体检中的血脂四项包括甘油三酯（TG）、总胆固醇（TC）、低密度脂蛋白胆固醇（LDL - C）和高密度脂蛋白胆固醇（HDL - C）。

如上所述，因为人体中的胆固醇有内源性和外源性两类，所以并不是说只要严格素食就不会出现总胆固醇升高、甘油三酯升高、低密度脂蛋白胆固醇升高等问题。事实上，即使一个人完全不从饮食中摄入胆固醇，其身体内部依旧会合成胆固醇，依旧有可能出现胆固醇升高。

概括而言，身体内血脂四项相关物质的升高与以下几个原因有关。第一是直接摄入所致。饱和脂肪酸和反式脂肪酸是导致体内低密度脂蛋白偏高的主要原因。如果摄入饱和脂肪酸和反式脂肪酸含量高的食品过多，血液中的胆固醇水平就可能会升高。第二是碳水化合物摄入过量所致。因为当机体长期处于能量摄入大于能量消耗状态时，过量摄入的碳水化合物在消化后只有一部分会立即为机体所用，剩余部分则会转化成糖原储存在肝脏和肌肉中，或转化为脂肪存储于脂肪组织中，这无疑会导致相关血脂指标的升高。第三是遗传因素影响。第四是相关疾病影响。第五是不良生活方式影响。如长期熬夜、持续压力状态也会导致代谢紊乱。

③如何避免血脂指标异常：首先，不要绝对杜绝含脂类食物，而应该摄入适量的脂肪。摄入品拥有合理的脂肪酸比例非常关键，要尽量少摄入饱和脂肪酸，多摄入除反式脂肪酸之外的其他不饱和脂肪酸。其次，要建立良好的作息习惯，通过运动、适当休息及压力管理来提升心血管功能，并促进脂类的正常代谢。

（三）蛋白质

蛋白质是机体细胞、组织和器官的重要组成部分，是一切生命的物质基础。一切生命的表现形式，本质上都是蛋白质功能的体现，也就是说，没有蛋白质就没有生命。蛋白质是一种生物大分子，它是由不同氨基酸按一定顺序排列，并由肽键连接而成的。氨基酸的排列组合差异、肽键链接长短差异，以及空间构造的差异，导致了蛋白质的不同。

1 g 食物蛋白质可以提供 4 kcal 的热量，和碳水化合物相当。为保持机体健康，中国营养学会建议的我国成年人蛋白质每日摄入量为男性 65 g，女性 55 g。同时，摄入的蛋白质要以优质蛋白质为主，以保证身体对蛋白质的需要以及功能的发挥。

自然界中共有 300 多种氨基酸，其中构成人体蛋白质的氨基酸共有 20 种。在这 20 种人体构成氨基酸中，有 9 种是人体不能合成或合成速度不能满足机体需要，必须由食物中获得的氨基酸，称必需氨基酸；剩余种类的氨基酸不一定需要从食物中直接供给，人体可以合成，称为非必需氨基酸[①]。

人体蛋白质的食物来源主要有动物性和植物性两大类。动物性食

---

① 让蔚清，于康．临床营养学（第 3 版）[M]．北京：人民卫生出版社，2019.

物包括奶、畜肉、禽肉、蛋类、鱼、虾等；植物性食物包括黄豆、大青豆、黑豆等豆类及瓜子、核桃、杏仁、松子等干果类。由于多数动物蛋白质所含氨基酸的比例及必需氨基酸的种类比较符合人体需要，这种蛋白质就被称为优质蛋白质。此外，植物性食物中的大豆也富含优质蛋白质。

　　人体内不能储存多余的蛋白质，被人体消化吸收的蛋白质首先被用于满足人体蛋白质代谢的需要，而当膳食中的碳水化合物和脂肪不能满足机体能量需要或蛋白质摄入过多时，蛋白质还会被用作能量供给或转化为碳水化合物和脂肪。需要注意的是，在人体寻求能量供给时，蛋白质是最后的"储备燃料"，只有非常饥饿时人体才会直接消耗体内的蛋白质来获取能量，而这种情况一旦发生，一般就意味着生命的维持受到了威胁。

（四）维生素

　　维生素是人体正常生长、组织再生以及健康维持所必需的一类有机化合物。维生素既不产生能量，也不参与人体组织的构成，但它在机体物质和能量代谢过程中发挥着重要作用。

　　根据溶解性的不同，维生素可以分为脂溶性维生素（不溶于水但能溶解于脂肪及有机溶剂）和水溶性维生素（能溶解于水）两大类。

　　脂溶性维生素包括维生素 A、维生素 D、维生素 E、维生素 K。脂溶性维生素易储存于体内，而不易排出体外（维生素 K 除外）。脂溶性维生素摄取过多易在体内蓄积导致毒性作用，如长期大量摄入维生素 A 和维生素 D 易导致中毒。

　　水溶性维生素包括 B 族维生素和维生素 C。大多数水溶性维生素以辅酶的形式参与机体的物质与能量代谢。水溶性维生素在体内没有非功能性的单纯存储形式，当机体需要量饱和后，多摄入的水溶性维生素主要通过尿液排出。由于水溶性维生素在水中能够迅速溶解，因此在新鲜水果和蔬菜的食用准备过程中应防止维生素的流失。例如不要过度烹调新鲜蔬菜，因为蔬菜蒸或煮的时间越长，水溶性维生素就流失得越多。

要想摄取到足够的维生素，应尽可能多吃不同种类的食物。除了一些特殊人群（如孕妇、哺乳期妇女、新生儿和一些患有特殊疾病的人）外，常规进食且不挑食的人一般都可从食物中获取到足够的维生素。

需要注意的是，不能通过滥用维生素药品来替代食物摄入维生素。例如有人认为服用大剂量的维生素 C 补充剂能够改善健康，但现代临床营养学研究显示，服用大剂量维生素 C 补充剂会增加肾脏负担，可引起肾结石和腹泻。食用太多维生素 B$_6$ 和叶酸补充剂同样对人体有害。

（五）矿物质

矿物质和维生素同样不产生热能，其功能主要是构成人体组织（如骨骼和牙齿中含钙和磷，红细胞中含铁，肌肉组织中有锌等）、参与机体代谢和维持生理功能（如参与肌肉收缩、蛋白质合成和红细胞生成等）。

根据化学元素在机体内含量的多少，通常将矿物质元素分为常量元素和微量元素两大类。常量元素是体内含量大于体重 0.01% 的矿物质，包括钙、磷、钠、钾、硫、氯、镁；微量元素则是体内含量小于体重 0.01% 的矿物质，包括铜、铁、锌、硒、碘等。

值得注意的是，微量元素虽然含量少，但也对维持机体的健康起到了重要作用。

（六）水

水是组成生物体的重要成分，不同种类的生物体内的含水量各不相同，成年人机体的含水量超过 50%。

水同时也在生物体的生命活动中担当着重要角色，它是营养素的介质，并参与人体新陈代谢。成年人一天需要饮用 1500～1700 mL 水，这大约相当于以平常水杯衡量的 6 到 10 杯水。

二、合理营养

合理营养是指每日膳食中适合各种情况（年龄、性别、生理条件、劳动负荷、健康状态等）的食物、营养素供给量和配比。

要达成膳食的合理营养，就要在符合卫生要求的前提下，合理选择和搭配食物，采用科学的加工与烹调方法，将对食物营养素的破坏程度降到最低，以达成各种营养素最大程度消化吸收和利用。此外，还要考虑以下几个因素。

（一）符合特定人群需求

要考虑总热量与营养素的供给是否符合特定人群年龄、劳动条件及疾病等特殊条件，以免出现某些营养素缺乏、过多或热量缺乏、过多的情况。比如，对于婴幼儿期和青少年期的孩子，要确保总能量和各种营养素都能够满足其机体生长发育的需求；对于 70 岁以上的老年人，要在保证营养素全面供给的基础上，适当降低脂肪及总能量的供给；对于患有糖尿病的患者，要适当降低碳水化合物及总能量的供给；对于慢性肾病患者，要在保证总热量和营养素全面供给的同时，严格控制蛋白质的摄入。

（二）食物处理安全合理

从食物安全和营养素保留两方面考虑，有的食物既可以生吃，也可以熟吃；有的食物则只能熟吃不能生吃。所以，一定要根据食物的特性来科学处理食物。对于必须经烹调才能食用的食物，应采用合适的烹调方法，最大限度地减少营养素的损失并保持食物良好的感官性状。

（三）摄入食物新鲜无害

食物要确保尽可能新鲜、卫生。加工食品中的微生物、食品添加剂、化学物质以及农药残留等均应符合国家食品卫生标准。如果发现或怀疑食物受到有害物质污染或发生腐败变质，就要毫不犹豫地处理丢弃，切不可抱有节省或侥幸心理继续食用。因为短期食用被污染或变质的食品可能会导致急性食物中毒，长期食用则有致癌风险。

（四）进餐时机比例恰当

在就餐时间的安排上，要注意食物的分配应该与工作、休息时间相适应。比如，不可不吃早餐就去上班，或者睡前摄取大量食物。同时，要注意三餐能量的合理分配，一般以早餐占 30％，午餐占 40％，晚餐占 30％为宜。

第二节　适量运动

宇宙中的万事万物都处于动态之中，人类亦是如此。在人类的早期发展中，体力劳动是谋生的主要方式，因此很少有普通人需要专门去进行运动。但是，在进入现代社会之后，体力劳动已经不是很多人的生存方式，因此，有必要强调运动对人体健康的益处。

实际上，运动不仅可以强健肌肉和增强心肺功能，还能从根本上增强人体各器官、系统的功能，提高人体的免疫力，调整人们的心理状态，提高人体的适应能力，从而达成增强体质，增进机体健康的目的。

当然，运动也不能过度，适量运动有益健康，过量运动则是对机体的摧残。所谓适量运动，就是个体在充分考虑自身能力和身体条件情况下进行的，可促进人体健康的合理运动。比如，一般人可以跑步，但在速度、强度等指标上不能以专业运动员为标准，而是要根据自己的年龄、身体状况等因素来开展。

适量运动意味着人的运动负荷不可超过自身的承受能力，其基本判断标准是：运动过程中能耐受，运动后第二天无不适，下次运动无压力。

对于儿童、孕妇、老年人以及患有某些疾病的人群，在运动强度、频率和种类上都有限制。所以这些人群在运动之前一定要咨询专业人员，不要随心所欲地运动。

一、适量运动提升生理机能

因为运动可以提升人的心肺功能，促进人全身的血液流动，所以适量运动对人体的好处是全方位的。从生理上来说，长期适量运动可以促进构建健康的骨骼和肌肉系统，增进心脏和消化系统功能，可以通过提高神经系统的反应能力提高工作及学习效率，通过耗能降低肥胖、糖尿病、高血压等风险，并降低心脏病或卒中死亡的风险以及减轻慢性疼痛。

二、适量运动优化心理水平

从心理上来说，长期适量运动可以促进人体释放内啡肽，这种化学物质能够提升人的情绪体验，减轻心理压力。有科学研究证实，三个月以上的适量运动对焦虑症和抑郁症有明显的治疗作用，并能保持这些疾病较低的复发率。

三、适量运动加强社会适应

从社会适应上来说，运动一般都具有一定的社会交互性，因此运动能促进个体突破自我界线，扩展社会关系，促进人际互动。心理学上认为人类的心理适应最主要的就是对于人际关系的适应，而运动恰恰对消除人的孤独感和改善人际关系具有显著的作用。

四、适量运动提升个人自信

长期适量运动可控制体重，进而提升一个人对自身外形的自信，并进一步增强其自尊心。所以说，适量运动是优化个人生活方式的重要手段，也是家庭健康管理的重要组成部分。

五、适量运动优化大脑功能

研究表明，和运动前相比，人们在运动之后学习词汇的速度会有提高。这是因为运动结束之后血液几乎立刻流回大脑，这时候人的注意力很集中，正好可以处理那些需要敏锐思维和复杂分析的事情。仅仅是一次运动的"后劲"，就能持续 1～1.5 小时。

第三节 戒烟限酒

吸烟会对人体造成危害在医学界是一个不争的结论。烟草中存在一种叫尼古丁的中枢兴奋物质，这也是一种高成瘾性的物质。尼古丁会危害人体的多个器官和系统，是导致冠心病、脑血管疾病、慢性支气管炎、哮喘等多种疾病发生的重要因素之一。

世界卫生组织已将烟草依赖作为一种慢性疾病列入国际疾病分类，并确认吸烟是人类健康的最大威胁之一。全世界吸烟人数约有 13 亿。每年有数百万人死于烟草相关疾病，占全球总死亡人数的十分之一。我国是世界上最大的烟草生产和消费国。当前我国吸烟人数超过 3 亿人，每年有 100 万人死于烟草相关疾病，平均每天超过 3 000 人，而且还有 7.4 亿人遭受二手烟的危害。[①]

一、戒烟

（一）吸烟的危害

香烟里的尼古丁一旦被人体吸收，就会迅速作用于人脑。尼古丁能刺激脑干，这或许可以解释为什么人在第一次尝试吸烟时会感到恶心、想呕吐——负责这一行为的正是脑干。尼古丁还可以减轻肌肉紧

---

① 中华人民共和国卫生部. 中国吸烟危害健康报告［R］. 北京：人民卫生出版社，2012.

张、增加体重、升高血压、加快心跳。[①]

香烟燃烧产生的一氧化碳会降低血液与氧气的结合能力。尼古丁和一氧化碳两种物质协同作用，导致心血管系统、呼吸系统和神经系统功能整体下降。同时尼古丁还能使吸烟者在心理上产生愉悦和欣快感，并进一步产生生理及心理对尼古丁的双重依赖。另外，尼古丁虽然不会直接导致癌症，但可能会导致某种类型的 DNA 损伤，从而增加吸烟者患癌症的风险。要特别指出的是，对生育期的女性来说，无论是直接吸烟，还是吸入二手烟，都有导致胎儿生长缓慢、早产的风险。

（二）尼古丁的作用机理

当人从事与生存有关的某些活动，比如喝水、吃饭、性活动以及良性社交时，大脑中有一块被称为"奖励中心"的区域会释放一种叫多巴胺的物质，让人产生愉悦的感觉，从而激励人们继续从事这些有益的活动。通过抽烟吸入的尼古丁进入大脑后，"奖励中心"也同样会释放大量多巴胺加以奖励。在经历多次尼古丁引发的多巴胺释放刺激后，人就会对尼古丁成瘾。也就是说，烟草中的尼古丁绑架了人脑中的"奖励中心"，让人产生吸烟有益的错觉。事实上，一个少年只要吸过几根烟，就有可能终身对吸烟上瘾。

（三）戒烟的好处

吸烟对人体有害，戒烟可以纠正吸烟带来的健康危害。

首先，戒烟可显著降低人们因吸烟所导致的疾病而死亡的风险。研究显示，戒烟时间越长，死亡风险越低。其次，戒烟可以显著降低由吸烟所导致的各种器官损害性疾病，如肺癌、冠心病、慢性阻塞性

---

① ［英］G. 尼尔·马丁. 人人都该懂的心理学［M］. 李岩松，陈思珺，译. 浙江：浙江人民出版社，2019.

肺等的发生。此外，对于有吸烟习惯的女性来说，在妊娠前或妊娠早期戒烟，可以降低早产、胎儿生长受限、新生儿低出生体重等多种问题的发生概率。从经济上来说，戒烟还有助于节省开支，用省下来的这些钱改善生活，可提高戒烟者的生活质量。戒烟还能让家人和同事免受二手烟毒害，进一步促进人际和谐。

研究显示，戒烟越早，健康获益越大，寿命延长越多。无论何时戒烟，均可获得更长的预期寿命。所以，无论你吸烟多少年，都应及时戒烟。戒比不戒好，早戒比晚戒好。

（四）如何戒烟

研究显示，几乎每一个长期抽烟的人都尝试过戒烟，人均戒烟次数在 6 次以上，但从第一次尝试戒烟到完全戒烟大概需要 20 年左右的时间。一谈到戒烟，很多人马上想到的就是意志力。其实，戒烟仅靠意志力往往是不够的，戒烟要由心到行、有计划有步骤地进行。

1. 建立"知—信—行"的认知

"知—信—行"在这里指的是"知道吸烟会损害健康，相信戒烟可以纠正吸烟带来的危害，并且愿意去付诸戒烟的行动"，这是戒烟者要迈出的第一步，也是最关键的一步。戒烟者首先应通过各种途径了解吸烟对身体的各种具体危害，然后让自己相信如果停止吸烟，不仅有益自身健康，而且会让自己更受周围人的欢迎，家人也会更开心。接下来，戒烟者应尝试迈出戒烟的第一个具体步骤，这可以是向他人作出一个承诺，如告诉妻子自己近期将开始戒烟，也可以是一个具体的动作，比如从某天开始整个上午不抽一支烟。

2. 确定戒烟开始的具体日期，并远离可能抽烟的人和环境

这个日期不能拖得太久，比如"等明年""等我年终奖发了以后"。而是要在两周内，比如若当前是 3 月初，则可以自我规定"3 月 15 日正式进入戒烟周期"。不管是在工作中还是在其他社交场所，戒烟者都

应避开吸烟的环境，并暂时避开吸烟的同事和朋友。

3. 宣布自己戒烟的决定，并回顾戒烟的经历

比如告诉父母或孩子自己某天开始要开始戒烟。也可以发个朋友圈告诉大家自己某天开始戒烟。宣布戒烟决定的目的，第一在于获得理解，第二在于获得支持，第三在于获得监督。

独自散步或睡前，戒烟者可在脑子里回顾以往的戒烟经历，想想到底是什么原因和障碍让自己的戒烟失败，并将具体的原因和障碍在纸上记下来。

此外，戒烟者还应慎重考虑如果这一次戒烟失败，自己将如何应对。比如，是接受现实继续抽烟，还是坦诚告诉朋友自己没有成功；是忽略这一次复吸，继续贯彻戒烟计划，还是给自己一定的惩罚，比如在操场跑几圈或者少吃一顿饭。这种做法在于让自己在意识层面更加清晰地看到复吸的可能性以及重新开始戒烟的难度，让自己更坚定这次戒烟的决心，并尽可能持续这次的戒烟行为。

4. 处理戒断症状

戒烟之所以容易失败，主要是因为戒烟开始后的最初两周内人会有各种心理和生理上的不适。这两周是戒烟者最难以忍受的时期，也是戒烟最关键的时期。常见的不适有烦躁不安、易怒、焦虑、情绪低落、注意力不集中、失眠或睡眠障碍、心率降低、食欲增加等，戒烟者还会时不时有不自觉地掏烟和点烟动作，这些表现称为戒断症状，是人不抽烟后体内尼古丁水平下降所致。很多人之所以戒烟失败就是因为无法耐受这些不适。应对这些不适的具体方法包括：吸烟欲望强烈时，尽量延迟吸烟，同时做深呼吸；做一些使自己无法吸烟的事情，如刷牙、织毛衣、运动、种花、嘴里嚼东西等；进行真实世界的社交活动，比如与人吃饭、外出参观等。

5. 生活方式调整与药物辅助

相对于一般人，戒烟者更应该遵照"合理饮食""适量运动""科

学睡眠"的要求来生活。科学研究表明，将身心状态尽量调整到最佳状态，既能助长戒烟的意志力，又能更好地巩固戒烟行为。研究还表明，使用辅助戒烟药物加上心理咨询指导能够使戒烟成功率提高两倍以上。需要注意的是，具体药物和方法应在医生的指导下进行。

二、限酒

2016 年，全球饮酒人数超过总人口的三分之一。研究表明，过量饮酒会增加人体多个系统，如心血管系统、呼吸系统、消化系统的相关疾病发病率，使人更容易患上心脏病、高血压、中风、酒精性肝炎、胰腺炎等疾病。过量饮酒还会影响人体对多种维生素和矿物质的吸收，从而引发营养素缺乏症。所以，长期过量饮酒是有损健康的行为，是一种不良的生活方式[①]。但是，饮酒作为一个古老的生活习惯，又是一种社交工具，也确实能给人带来愉悦感。同时，鉴于适量饮酒有益心血管健康等研究结果，中国营养学会参照国际上适量饮酒的指标，建议中国成年男性一天饮用酒的酒精量不超过 25 g，女性或体重较轻者减半。也就是说，如果是饮用 50 度的白酒，男性一天不超过 50 g，女性或体重较轻者一天不超过 25 g[②]。孕妇和儿童应忌酒。

（一）过量饮酒的危害

人体摄入的酒精经消化后进入血液，然后随血液循环，一部分经由肺和肾脏排出，还有一部分在肝脏内进行代谢和解毒。在这个过程中，如果摄入酒精过多，人体就会受到损害。

---

① 范建高，曾民德．脂肪性肝病（第 2 版）［M］．北京：人民卫生出版社，2005.
② 田惠光．健康管理与慢病防控［M］．北京：人民卫生出版社，2017.

1. 肝脏损害

摄入人体的酒精主要在肝脏进行代谢和解毒。如果酒精摄入过量，则肝脏必然超载进而引起损害。如果只是一次性饮酒过量，这种损害可能只是一次性的，经过几天代谢后肝功能会恢复正常。但如果一个人长期过量饮酒，那么酒精对其肝脏的损害就会持续存在，最终可能导致脂肪肝、酒精性肝炎，进而可发展为酒精性肝硬化甚至肝癌。所以，过量饮酒伤害最严重的是肝脏。

2. 胃肠道损害

被摄入人体的酒精最先进入的是消化道，酒精会对食道、胃黏膜直接构成刺激，可以引起消化道黏膜充血、水肿，导致食道炎、胃炎、胃及十二指肠溃疡的发生。如果一个人持续大量饮酒，这种刺激还可能引发胃癌。

3. 心血管损害

酒精可升高血液中的胆固醇和甘油三酯水平，从而引起高血脂或冠状动脉硬化，进一步引发高血压，使得个体患原发性高血压、冠心病及脑中风的风险上升。

4. 神经系统损害

酒精具有中枢神经抑制作用，过量饮酒会引起神经系统的损害。人之所以会在饮酒后的短时间内感觉兴奋，是因为酒精可刺激血管收缩，引起人的心率加快并促进血液循环。此外，酒精能在抑制大脑皮质高级中枢的同时解除对大脑边缘系统的抑制，而这个大脑边缘系统的功能是对焦虑、抑郁等情绪进行控制，这个系统的抑制被解除后人就会相对兴奋，会造成一种晕乎乎的"微醺"感。以上情况综合起来后，人就会产生一种酒精可以使人兴奋，又能减压的错觉。

研究显示，饮用高浓度酒十年以上后，一大半人的脑血流量会减少，还有部分人会出现脑萎缩。一个人在急性酒精中毒时，其中枢神经系统会发生急性损伤，具体表现为无法控制语言和行为，记忆力严重下降，思维混乱，时间地点定向不清等"喝醉了"的表现。

　　长期过量饮酒的不良后果还有很多，如饮酒后即刻引发的中枢功能受损会导致自我感知和约束能力下降，进而会引起诸如酒驾、打架等安全问题；再如长期饮酒会阻碍人体对多种营养素的吸收，进而导致营养不良等。

第四节　心理平衡

了解心理平衡的前提是了解什么是心理健康。本书前章已对心理健康进行了简要介绍，下面将对心理健康进行更加具体的阐述。

一、心理健康的基本判断

从家庭健康管理的角度出发，非专业人士可以依据以下几点对家庭成员的心理健康水平进行简单、初步的判断。

（一）生理是否健康

生理健康是心理健康的基础。生理不健康的人通常会有各种生理上的不适或疼痛，在心理上就很难体会到愉悦、快乐。同时，生理不健康的人在社会适应和交往上往往也会受到更多限制，因此比健康者更难保持心理的健康。

（二）内心是否和谐

心理健康的人的内心一定是和谐的。一个人的欲望、追求、行为和目标，与其所处客观环境应该是一个整体，并在其内心保持一个和谐的状态。由和谐而产生的目标是理想，由不和谐而产生的目标是妄想。一个妄想者的内心是不和谐的，心理是不健康的。

（三）外在是否和谐

心理健康者的外在也是和谐的。这种外在和谐首先表现在人际关系上。如果一个人看身边的人总是先看到缺点，一遇到问题首先觉得过错完全在对方，同时给周围人的感觉总是怪怪的，那么这个人的人际关系一定有问题。外在和谐还表现在对环境的适应上，这种环境包括生活环境，也包括工作环境，如果一个人在什么单位都做不下去，在哪里都住得不舒服，那么这个人的心理很难说是健康的。

总之，如果一个人做事有行动力，与人相处和谐友善，个人情绪稳定且有幸福感，自我控制感良好，对未来生活有期待，就基本可以肯定这个人是一个心理健康的人。

二、我国居民心理健康水平现状

中国科学院心理研究所于 2021 年 3 月发布了《中国国民心理健康发展报告（2019—2020）》。该报告显示我国国民的心理健康水平存在地区和人群差异，东部地区显著优于其他地区，收入、年龄、学历等都对心理健康水平有影响，此外，国民的心理健康意识显著增强，心理健康服务的便利性也大幅提升。

具体来说，我国居民的心理健康状况有以下特点。

（一）地区之间存在差异

报告显示，东部地区居民的心理健康水平显著高于其他地区。以抑郁调查结果为例，东部地区的抑郁高风险检出率只有 13.4％，而中部、西部地区与之相对应的数字分别为 20.6％、20.1％。

（二）心理健康水平和知识水平有关

报告显示，学历越高的人，心理健康水平越高。还是以抑郁为例，大学本科及以上群体的抑郁高风险检出率为 13.6%，而该指标的中专、大专群体的检出率为 16%，高中及以下群体的检出率为 18.1%。

（三）心理健康与收入有关

报告显示，月收入 2 000 元以下人群的心理健康水平显著低于其他人群，但是月收入水平中等和较高人群的心理健康水平并没有显著差异。这说明一定的收入基础是心理健康的保证，但并非越有钱心理越健康。

（四）不同职业的人心理健康水平有差异

报告显示，不同职业群体之间的心理健康状况存在显著差异。以抑郁为例，抑郁水平最高的是无业、失业群体，其次是学生群体（以大学生为主），再次是服务业人员、个体经营者和公司职员，抑郁得分最低的是专业技术人员。

（五）心理健康水平存在年龄差异

报告显示，男性和女性的心理健康水平差别不大，但是不同年龄段人群的心理问题差异非常显著。相对来讲，18～25 岁的青少年心理健康水平最低，45 岁以上人群的心理健康水平最高。

该报告还显示，健康的生活方式是心理健康的保护因素。其具体表现为人际关系越好，饮食习惯越健康，运动频率越高，心理健康水平就越高。

三、心理健康的影响因素

（一）生理状况

生理与心理密切相关且相互影响。心理不健康的人往往在生理上存在着异于常人的病痛。反之，长期处于病患状态的人，心理健康情况通常也不好。一个比较突出的表现就是心理脆弱，情绪不稳定，稍不如意就会出现明显的情绪波动，心理承受力相对较弱。

（二）生活方式

日出而作，日落而息的古老年代距离人们已经非常遥远了。生活方式的变化不仅改变了人们的作息起居，也在不知不觉中影响着人们的心理健康。经常性的应酬、熬夜使不少职场人士精疲力竭、情绪消沉。频繁的酒宴吃喝让一些人情绪失控、言行失态，甚至嗜酒成瘾、神情恍惚、反应迟钝。各种网络游戏让一些人足不出户，社交能力大打折扣，性情变得孤僻偏执。

（三）认知水平

认知是心理学研究的基本内容。所谓认知就是人们对自身及周围事物的感觉和认识，是人们对各种感官信号进行加工整理从而认识事物的外表与内容的过程。人们的认知能力和水平在一定程度上决定着人们的心理素质，决定着人们维持良好心理和修复不良心理状态的能力。一般来讲，见多识广、经历过磨难的人在认知上会得到提升，相对常人而言，这类人的心理素质更好，抵御诱惑和应对生活危机的能力更强。而眼界狭窄、经历不多的人在面对意外或突发情况时往往会惊慌失措，严重的甚至会导致心理扭曲、精神崩溃。

四、如何促进心理平衡

衣、食、住、行以及闲暇时间的利用等都属于生活方式的范畴。这些要素中的每一项都与心理活动密不可分。要想促进心理平衡，从家庭健康管理的角度来看，应从以下几方面入手。

（一）经营好家庭

幸福的家庭家家相似，不幸的家庭各有不同。

家庭是一个人生存和生活的大本营。在这个遍布荆棘的世界上，没有人能够永远一帆风顺，也没有人能够规避生老病死的考验，而在这遍地的荆棘之中，家庭就是一个人能够获取鼎力支持的最可靠、也是最后的基地。一个生活在苦难家庭中的人，在需要家庭支持时，往往不仅得不到支持，而且还会接收到更大的压力，这样的境况，怎么可能使人的心理得到舒缓和滋养。反之，一个生活在幸福家庭中的人，能获得持续不断的支持和心理滋养，心理平衡的程度也必然较前者为佳。

因此，经营好自己的家庭，是一个人收获心理平衡的第一要务。

（二）科学合理饮食

众所周知，饮食会影响一个人身体的健康。例如，摄入过多的碳水化合物易引发肥胖，摄入过多的脂肪易引起高血脂，摄入过多的盐分易引起高血压。同样，饮食也会影响一个人心理的健康。

事实上，学界对营养与心理关系的正式研究已经开展了几十年，并且已经形成了"营养心理学"这个专业领域。一般认为，深加工食品，如烘烤食品、脱水蔬菜、气泡饮料等会加重抑郁等情绪障碍。而在进行膳食调整后，患者 3 个月后抑郁症状平均减少将近 50％[①]。所以，应多摄入轻加工的食品，如新鲜的水果、烹饪程序简单的饭菜等。包括丰富谷物、水果、蔬菜、健康脂肪类食物以及丰富蛋白质的"地中海饮食"就是一种较为健康的膳食模式。

---

① ［美］赛思·吉利汗. 简约认知行为疗法十堂课：管理焦虑、抑郁、愤怒、恐慌和担忧［M］. 韩冰，张冰，祝卓宏，译. 北京：中国青年出版社，2020.

（三）持续规律运动

持续而有规律的运动也是保持心理平衡不可或缺的因素。

一方面，运动可以提升思维和情感的活跃性，也能提升人的专注力，这都有助于消弭人的消极情绪。另一方面，人在运动时体内会加速分泌多巴胺和内啡肽，而两种物质都能降低抑郁、焦虑等负面情绪。

内啡肽还有一定的止痛作用。在长跑运动中人们会感觉情绪高涨，甚至会忘却身体上日常的慢性疼痛，这就是内啡肽的作用所致。容易产生抑郁情绪的人通常存在多巴胺等的分泌不足，所以，规律合理的运动可以改善抑郁情绪，在某些情况下甚至可以在一定程度上对抑郁症产生治疗作用。

（四）加强社会交往

社会交往与心理平衡是互为因果的。人同时具有生理、心理和社会的属性，一个社会交往能力低下的人，心理往往是不健康的。而一个心理不健康的人，也往往不会主动投入社会交往。虽说反省、内观和一定程度的孤独是精神生活的重要组成部分，但凡事都不能过度，当反省、内观和孤独超过一定限度，反而会导致人心理上的不健康。

在互联网与物流高度发达的今天，人们通过智能手机几乎能完成绝大部分的生活需求和必要的人际互动，这造成很多人在现实世界中的社交日益减少，而有研究显示，缺少社会交往引发的过早死亡风险可与吸烟比肩。

总之，良好的社会交往是一个人心理平衡不可或缺的促成因素。

（五）工作使人健康

过于繁重的工作不仅会损害身体健康，而且也会损害心理健康。但如果一个人成天无所事事，那么即便他是个衣食无忧的人，最终也会遭遇各种各样的心理甚至生理问题，这也是被许多案例佐证的客观事实。所以，在保证工作压力不超出个体承受能力的前提下，人一定要工作。

工作第一可以消耗体力，体现生命活力；第二可以增进社会交往，疏解负面情绪；第三可以丰富内心体验，增加个人成就感。一般来说，在合理范围内热爱工作的人，其心理状态会比对工作敷衍了事的人更为健康。许多科学家、艺术家长寿的一个重要原因，就是他们非常热爱自己的工作，在工作时心无旁骛，所以达到了心胸豁达、精神宁静的状态，这无疑对心理平衡的形成具有很大促进作用。

第五节　睡眠管理

　　人的一生中有约三分之一的时间处于睡眠状态。自 2013 年开始，有关方面每年发布一次《中国睡眠指数报告》。2013 年的报告显示我国成年人的平均睡眠时长为 8 小时 50 分，而 2020 年报告显示的相应数字则是男性为 6 小时 53 分，女性为 7 小时 14 分。显然，国人的睡眠时间在短短几年时间里有了大幅度下降。此外，报告还显示我国 36.1％的成年人经常失眠。

　　进行睡眠管理刻不容缓。

一、睡眠是什么

　　《辞海》将睡眠定义为"人和恒温脊椎动物大脑各中枢在自然条件下逐渐普遍进入抑制状态的生理现象。与觉醒状态周期性地交替出现，为脑疲劳后功能恢复所必需"。

　　睡眠可使机体对日间所受的损伤、消耗、过劳等进行补充和修复，使其恢复到自然、平衡状态。睡眠周期由非快速眼动睡眠期和快速眼动睡眠期两部分组成。人在入睡后首先启动的是非快速眼动睡眠期，并依次进入浅睡期、轻睡期、中睡期和深睡期共 4 个阶段，然后再进入快速眼动睡眠期（一说睡眠周期由 5 个阶段组成，其实就是把非快速眼动睡眠期的 4 个阶段分别单独列出）。快速眼动睡眠期结束后就是一整个睡眠周期的结束，而后人体会继续启动下一个完整的睡眠周期。

每一个完整的睡眠周期大概需要 90 分钟。研究表明，浅睡期、轻睡期及中睡期占整个睡眠的 70％左右时间，这三期睡眠对解除机体疲劳作用甚微，真正解除机体疲劳的是深睡期和快速眼动睡眠期。而对大脑而言，只有快速眼动睡眠期才是最关键的睡眠期。在这个阶段，大脑获得休整与功能修复，同时，大多数的梦境也发生在这个阶段。

因此，对睡眠质量的好坏评价，不能光看睡眠时间，更重要的是要看这个人的睡眠是否进入深睡期及快速眼动睡眠期，以及维持了多久。所以，人们在保证睡眠时长的基础上，还要保证其连续性。如果一个人入睡后反复在深睡期及快速眼动睡眠期被叫醒，那这个人的睡眠质量一定大打折扣，对其身心的影响可想而知。

二、睡眠的益处

人类需要睡眠的原因一直被争论不休，但有一点是公认的，即睡眠对人类生理及心理机能的方方面面都有着重要作用。

睡眠可以使身体和大脑得以恢复和修整，人体每一个系统的长期健康都得益于睡眠的帮助。特别是大脑，在睡眠中大脑中的毒素得以清除，同时大脑还会在此时处理一些人们白天没有意识到的信息，舍弃那些不重要的连接。

睡眠还能帮助人们重新校准情绪，以及帮助人们忘却那些不愉快和无意义的记忆，并给更有意义的信息腾出记忆的空间。

研究显示，良好的睡眠不仅会让人更聪明，还会让人更漂亮。因为良好的睡眠能给机体各种细胞足够的修复时间，使得人的皮肤和精神状况更好。有时候人们看到某个人容光焕发，称赞对方后对方会回答说自己睡了一个好觉，就是这个道理。相反，如果一个人的睡眠不足，就会在其心情、精力、注意力、精神面貌等方面引发不良影响。

要牢记：适量的睡眠能够提升学习效率和记忆力，同时通过让身体细胞得以休息的方式使得身体的器官功能得以恢复，所以克扣自己的睡眠时间就是在伤害自己①。

三、睡眠的时长

社会上一直有所谓人每天要有"8小时睡眠"的说法，实际上这种说法过于笼统。首先，科学的睡眠时长是随年龄而异的。未成年人的睡眠时长需求高于成年人，年龄越小，需求越高。其次，男女之间的睡眠时长需求也有差异。通常女性比男性需要更长的睡眠时间，这可能与女性容易惊醒而影响睡眠质量有关。再次，不同个体之间的睡眠需求也有差异。就成年人而言，少数人的睡眠需求较少（4～6小时），还有少数人的睡眠需求较多（9～10小时），而大多数人的睡眠需求则处于这二者之间（7～8小时）。也就是说有的人要睡足9个小时才能保证白天正常的工作和活动，而有的人只需要睡6个小时就足够，睡眠超过6小时反而会有各种身体不适感。②

四、睡眠之管理

（一）测算睡眠时长

为了更好地管理睡眠，首先需要测算个体每天的日常平均睡眠时长。测算的具体做法是先将每天的上床时间和起床时间相减，再减去在床上的清醒时长（包括入睡前、半夜醒来、起床前的清醒时长），得出每天的实际睡眠时长，然后再将统计周期（一般取两周）内的每天

---

① ［英］爱丽丝·格雷戈里. 伴你一生的睡眠指导书［M］. 刘可澄，译. 北京：中国友谊出版公司，2020.
② ［西］何塞·哈巴-卢比奥，［瑞士］拉斐尔·海因策. 我想睡个好觉：改善睡眠的科学指南［M］. 王宇，宗徐淳，译. 北京：中国友谊出版公司，2020.

实际睡眠时长累加得到总睡眠时长，最后再用这个总睡眠时长除以统计周期内的总天数，得到的就是测算对象的日常平均睡眠时长。

在一个人测得自己的日常平均睡眠时长后，即可对照一下自己醒来后的总体状态。如果每次醒来都感觉相对轻松，并且在白天不会感觉困倦，那说明这个睡眠时长对其来说较为合适，如果醒来后状态不对，那就说明这个时长不够或是过长，需要进行管理调节。所以，测算日常平均睡眠时长不仅可以使个体充分了解自己每天实际睡着的具体时长，而且可以使人通过测算和比较得出最适合自己的睡眠时长，这对管理睡眠、提升日常精力和工作效率相当有用。

（二）踏准生物节律

人的大脑中有一个叫松果体的腺体，它会分泌一种叫褪黑素的化学物质，其主要作用是调节睡眠和觉醒的周期。褪黑素的分泌受光照强弱的影响，白天分泌受抑制，晚上分泌活跃，而其在晚间的分泌活跃有助于促进睡眠。因此，要想拥有更好的睡眠，人们就要尽量让自己的睡眠节律与褪黑素的分泌节奏保持一致。

在现代社会中，人们大量使用会发出蓝光的电子产品，而人类视网膜对于蓝光又具有高敏感性，因此如果人们在晚上褪黑素分泌最旺盛的时候使用电子产品，就会使褪黑素的分泌受到抑制，从而扰乱自己的睡眠节律。当然，人们也可以利用这个原理来调整睡眠节律式。如果想按自己的意愿决定入睡和起床时间，一个最简单的方法就是在预定起床时让自己接触到强光或蓝光，而在睡觉之前则要避免接触强光或蓝光（例如在睡前不看电脑和手机，并将卧室的灯光调暗）。

（三）优化睡眠环境

1. 心理环境

心理状态对睡眠有极大的影响。

人们都有这样的体会：当心中有某件悬而未决的事情时，晚上就很难入睡，即便入睡了，睡得也不会很安稳，而如果这件事情得到妥善解决了，后面就能睡个好觉了。所以，调整心态和营造心理环境是人们改善睡眠的有效措施之一。

调整心态首先当然是要从根本上解决问题，而当问题一时无法获得解决时，就要学会看淡问题，或者在入睡前后将问题从心中隔断。除此之外，还可以通过以下一些方法来使自己的心态获得调整：

其一，可设计一种睡前的仪式感，比如泡一会儿脚、准备一本书，做一个面膜等。这样可以通过某一项有仪式感的事情让自己在心理上进入睡眠准备状态。

其二，试着找到合适自己的心理暗示法。人们白天一般都在从事各种活动，身体和心理上都处在机警状态，往往到了晚上也很难放松，这时就需要找到一种合适的放松方法，让自己从白天的紧张状态中解脱出来。例如可以闭上眼睛平躺在床上，脑子里持续默念"放松""安静""幸福"等可以让人心情放松的词 10 分钟左右。在默念的过程中如果注意力转移到其他地方，也不要自责，只要继续回到默念的状态即可。

其三，不要对睡眠有太高的期待，比如要求自己必须在 15 分钟之内睡着等等。有时候人们难以入睡恰恰是因为人们对自身的睡眠关注过度所致。此时如果人们降低自己对睡眠的预期，用一种能睡几小时就几小时的心态去睡眠，反而更容易睡着。

2. 卧室环境

卧室环境，如温度、光线、噪音、味道等，均对睡眠有很大影响。

研究表明，22℃～24℃的环境温度对人体来说是最舒适的，这也是医院的重要科室，比如新生儿室、监护室及手术室所设置的室内温度。所以，如果一个人有睡眠问题，不妨先通过空调控温来促进睡眠。

在光线方面，除了可用窗帘遮挡的室外自然光线外，现代人所面临的更大问题是电子产品发出的蓝光，因此，如果要有良好的睡眠，应在睡眠前后尽可能将可发出蓝光的各类电子产品关闭，或干脆将这些产品移出卧室。

卧室要尽可能安静是一个众所周知的道理，如果实在没办法保持卧室的安静，则可试着用白噪声作为背景噪声。所谓的白噪声，就是指功率谱密度在整个频域内是常数的噪声，例如自然界中的水声、风声、雨声等，这些声音都有助于入眠。除了在自然界中听取真实的白噪声外，现代信息社会还为人们提供了通过网络资源获取白噪声音频文件的机会。

有些植物，比如薰衣草、玫瑰、柠檬等都有安眠、安神的作用。大家可以根据自己的喜好在房间里摆放这些植物或其精油来助眠。

（四）谨慎摄入酒精和咖啡因

1. 谨慎饮酒

不少喝过酒的人都有酒后快速入睡的体验，这使得这些人误认为喝酒能促进睡眠。事实上，酒精在进入人体后会对神经系统构成抑制，同时放松肌肉。所以最初的确是可诱导睡眠，但是随着酒精对神经系统抑制的逐渐解除，这种睡眠状态会随时中止，因此酒后睡眠是断断续续的。很多人都有过酒后半夜醒来或者早醒的经历，这就是睡眠周期被扰乱的表现。

事实上，酒精会干扰睡眠最重要的快速眼动期，因此，酒后睡眠质量肯定是下降而不是提升。

如果一个人的主要睡眠问题是入睡困难，那么他可以通过少量饮酒（比如一两杯红酒）来帮助入睡，但如果他的睡眠问题是易醒或早醒，那么一定不要在睡前饮酒。

2. 限制咖啡因

咖啡、茶、可乐以及很多其他饮料中都含有咖啡因。这些含有咖啡因的饮料之所以能够提神，是因为咖啡因可以阻止人体内引发困意的腺苷发挥作用。

当人清醒一整天或者晚上睡眠不足时，体内会有大量的腺苷堆积，因此人会感觉非常困倦。如果这时候喝下了含咖啡因的饮料，咖啡因就会占据腺苷的受体位置，使得腺苷发挥不了作用，所以人会表现得很有精神。但等到咖啡因在体内被逐渐代谢掉后，腺苷就会继续发挥作用，人马上会觉得更困。

咖啡因的半衰期是 4 到 6 个小时，如果人在常规入睡时间的前 5 小时左右摄入了咖啡，就会影响到夜晚的睡眠。因此，对咖啡因的摄入需要控制好时间。

（五）不可滥用安眠药

一个人如果只是偶尔有入睡困难，那是不需要服用安眠药的。而对于经常失眠和有严重睡眠障碍的患者，一般也认为改善睡眠的首选方法不是药物治疗，而是从认知和行为上来进行调整。也就是通过前述改善环境、控制咖啡因和酒精、调整作息和心理放松等措施来改善睡眠。因为短期服用安眠药后有头晕、疲乏副作用，此外常规安眠药的持续安眠作用通常不能一次性满足大多数人的总睡眠时长，也就是说安眠药不能完全解决患者睡眠不足的问题，更别说长期服用安眠药还会引起肝、肾功能的损害。

但是如果一个人的睡眠长期有问题，而且已经被确诊为患有慢性失眠症，那就可能需要服用安眠药了，因为两害相权取其轻，服药后至少还可能睡上几个小时。当确实需要借助安眠药来强制入睡时，一定要在医生的指导下选择合适的安眠药，并遵医嘱服药，不可自作聪明随便买药服药。

总之，不要滥用安眠药。

（四）要不要午睡

在中午 12 点到下午 2 点这个时间段里，人们常会感觉身体乏力，精神倦怠，此时很多人都希望用一场睡眠来缓解这些不适。那么，到底要不要午睡呢？这是因人而异的。

对于健康的成年人而言，如果晚上睡眠质量好，又有午睡条件，可以午睡。但午睡要掌握两个原则。第一，午睡可用来弥补晚上的睡眠不足，但不建议用来弥补晚上的睡眠不好。例如，如果是因临时有事必须早起造成的睡眠时间不足，就可以通过午睡来补足，而如果是前一晚上没睡好，则不建议通过午睡补足，因为午睡会减少晚上的睡眠动力，会导致晚上更难入睡，更难睡深。第二，因为绝大多数成年人中午都不会有太长的空闲时间。所以午睡以 30 分钟左右为佳，如果超过 30 分钟，则会进入深睡阶段，如果这时候被叫醒，人会感觉到不适。事实上，即便一个人有充足时间用来午睡，依旧不建议其午睡时间超过 30 分钟，因为这会影响晚上的睡眠动力。

而对于有失眠问题的人来说，则不建议午睡，因为午睡会加重晚上的失眠。

第六节　社会交往

早在2 000多年前，人类就已经清晰地认识到了社会活动对自身的重要性。正如亚里士多德所说的："从本质上讲，人是一种社会性动物，那些生来离群索居的个体，要么不值得我们关注，要么不是人类。"

社会交往，简称"社交"，是指在一定的历史条件下，个体之间相互往来，进行物质、精神交流的社会活动。从不同的角度，可把社会交往划分为：个体交往与群体交往；直接交往与间接交往；竞争、合作、冲突、调适等。在当今社会，任何社会活动都离不了社会交往。可以说，社会交往是一个人为了在社会上立足，发挥自己的才能与各行各业的人进行沟通和来往的必要手段，也是一门终生的学问。

一、人什么要进行社交

每个人天生具有社交能力和社交需求。现代脑科学证实，每个人的大脑中都存在社交能力的"布线"，这是人们感知他人及学习基本社会规则及礼仪的基础。随着人的个体生长发育，脑逐渐发育与成熟，生理和情绪逐渐形成一个连续体，使得社交贯穿于人的一生。社交使得人们能够与周围的人产生互动，在互动中获知他人的所思所想，并进一步与他人进行协调合作。社交同时还是人们维护自尊的工具，人们会因为自身的某项成就得到别人的肯定而高兴，也会为了博得他人的肯定而去从事一些活动。当然，人们也会因遭受社会排斥而痛苦，因当场被人耻笑而恼怒①。

二、社交为什么很重要

人具有生理、心理、社会三种属性，人的个体不能脱离社会而孤立生存。在马斯洛需求层次理论中，人的需求从低往高分别是生理需要、安全需要、社交需要、尊重需要和自我实现需要。其中，社交需要位于中间层，可见社交是在生理需要和安全需要的基础上得以发展，同时又是尊重需要和自我实现需要的基础，它是人类需要中承上启下的重要一环。

研究表明，婴儿如果缺少人际交流，其身心发育会变得迟缓。监狱中的犯人最害怕的惩罚不是其他，而是单独监禁。这都是社交对人重要性的体现。

（一）社交促进个人健康

一个没有正常社交的人，其身体和心理健康往往会出现问题。这里又分两种情况，一种是从绝对意义上而言没有社交的人，这类人群的活动范围一般不会太大。因其身体的移动范围和活动强度都很小，时间一长，各种不适甚至是疾病就会出现。另外一种是虽然有社交，但这种社交不是良性社交。一般情况下，良性社交能使人保持心境轻松平稳，态度乐观，而不良社交则会干扰人的情绪，使人产生焦虑、不安和抑郁。因此，人们应追求良性社交，而不能为了社交而社交。

---

① ［美］马修·利伯曼. 社交天性：人类社交的三大驱动力［M］. 贾拥民，译. 浙江：浙江人民出版社，2016.

（二）社交提升个人发展

略有点生活阅历的人都知道，适当的社会交往对个人事业和素质的影响很大。如果一个人交往的是在知识、能力和修养上都高于自己的人，同时这个人又认可并仿效这些能力和修养高于自己的对象，那一定有助于其个人的发展与完善。很多成功人士在回顾自己的过去时都会提到影响他的某个人或某句话，这往往就是社会交往带来的益处。

（三）社交增强物质流动

人生的幸福是构建在物质生活和精神生活的双重基础上的，而社交具有物质交流与精神交流两大属性。所以社交和幸福在这两个属性上可以对应。良好的社交能营造良好的环境，良好的环境则能促进人的积极性和创造性，并进一步促进物质财富的生产。此外，良好的社会互动可以促进物质财富的交换，使得人们能够互利互惠，享受到更多的物质财富。

（四）社交完善精神水平

人除了追求物质财富和身体健康之外，通常还会有精神财富方面的追求，而对于绝大多数人而言，他们不可能自给自足地完成精神财富的积累和升华，他们一般是要通过自我学习、体悟和社交的综合作用，才能满足自己对精神财富的追求。

三、如何进行良性社交

（一）找到适合自己的社交

一般来说，外向的人对社交的需求较内向的人更强，在社交中表达自己和与他人互动的量和面也更大，在表达上也更为自信。内向的人则通常不那么爱社交，就算参与了社交，也无法和很多人打成一片，而是只希望有那么两三好友，守着自己的小范围互动天地就好。内向的人在社交时还会有很多顾虑，比如担心自己的言行会引起他人不适，因此内向的人在社交时会更少说话。因此，有些人就认为外向的人进行的就是良性社交，而内向的人进行的就是非良性社交。其实，这种看法是有问题的。

社交是否良性并不是看参与者的话多话少，也不是看参与者是否擅长聊天或喜欢聊天，而是要看参与者是否能够进行真诚的分享，是否能够互相学习促进，是否对别人的立场和遭遇有同理心。如果以上几点一样也做不到，那么再热闹的社交，也可能只是某些人的情绪宣泄场，或者是一群人为了社交而社交，这种社交并不是良性社交。

一个人，不管是内向还是外向，都要勇敢地参与社交，并尽可能地进行良性社交，这样才能提高自己，进而以一种有益的方式融入这个绚丽缤纷的世间。

（二）找到良性社交的受力点

最高效的人际交往，就是找到你和对方的共同点，并以此为突破口。

人都会对和自己志同道合的人有好感，如果人与人之间有共同点，那么他们在社交时就会相互把对自身的好感投射到对方身上。因此，一个人在社交前要先好好了解一下自己，看看自己最看重什么，兴趣和志向又是什么，然后再看看社交对象身上有没有同样的东西。

良性社交能够提升社交参与者的自信和熟悉度，并进一步促进他们的社交频率和体验。一个人应找到与他人的共同点并开展良性社交，而不要去进行那种多而泛，但质量不高的社交。

（三）以平常心去社交

社会交往是人与生俱来的需求，而社交也有不同的圈子。这个世界上的人是讲究"志同道合"的，以平常心社交和以功利心社交的人，会形成各自的社交圈子。良性社交的参与者不要执着于某些社会活动或社交关系，更不可抱着急功近利的心态和他人交往。抱着平常心开展社会交往，不卑不亢，不疾不徐，才能达到有益身心健康的目的。

第四章　学龄前儿童的健康管理

顾名思义，学龄前儿童就是指尚未达到入学年龄的儿童。世界范围内各国对儿童入学年龄的规定各有不同，一般为4～6周岁。我国目前规定的小学入学年龄为6周岁。本书所说的学龄前儿童是指3～6周岁的儿童。

　　学龄前时期是人生长发育的关键时期之一，在该阶段，儿童的身体新陈代谢旺盛，生长发育较快，中枢神经系统的功能发育逐渐完善，语言、运动、认知、情绪能力等方面都飞速发展，因此该阶段也是一个人社会化和人格发展的初始期。此外，该阶段的儿童情绪不稳定，好动而不知后果，又缺乏自制力，因此这也是儿童意外风险发生率最高的年龄段，以及个体注意力和意志力培养的重要阶段。

　　要对学龄前儿童的健康进行管理，需要从学龄前儿童的营养摄入、心理发展、社会交往及个人安全等多方面进行综合管理。

第一节　营养

由于人民生活水平日益提高等综合原因，当前我国学龄前儿童的肥胖率不断增加。因此，有必要对学龄前儿童的膳食进行管理，以在满足其营养需要的基础上避免热量的过多摄入。

例如，学龄前儿童容易缺乏铁、锌、碘、钙等微量元素，因此在进行膳食管理时就要特别注意这方面元素的补充和监测。而食物中的总热量若摄入不足会导致儿童活力减退和身体发育受限，摄入过量又会导致超重和肥胖，因此就要做好食物热量的安排和监测。

一、营养素

人体所需的营养素一般被分为碳水化合物、脂类、蛋白质、维生素、矿物质和水六大类。

其中，蛋白质是生命的物质基础。蛋白质含量丰富的食物有畜肉、禽肉、蛋类、鱼、虾、奶制品，以及部分豆类和干果类。

碳水化合物是人体最主要的能量来源，为肌肉运动、体温维持以及大脑和神经系统大量的需求提供能量。谷、薯、豆类、蔬菜、水果都富含碳水化合物。

脂类（主要是脂肪）可用于体内过剩能量的储存，还可维持人体体温。猪、牛、羊、禽、鱼、奶等动物性食品，以及芝麻、葵花子、核桃、松子、黄豆等植物性食品中都富含脂肪。

维生素在机体物质和能量代谢过程中发挥着重要作用。蔬菜和水果中富含维生素。

矿物质主要用于构成人体组织，以及参与机体代谢和维持生理功能。各种食物中的矿物质含量不一，人在进食时应根据自身需求选择不同的食物补充矿物质。

水是构成身体的主要成分之一，也是维持生命的重要物质基础。

有关营养素的更详细内容请参考本书第三章第一节。

二、就餐形式

儿童在经过 1～3 周岁的生长发育及膳食习惯的培养后，其膳食结构已与成人无异，应尽可能使其接受正常家庭饮食。此外，这个年龄段的孩子具有强烈的好奇心和模仿热情，同时注意力易分散，进食不专注，所以这也正是培养孩子吃饭专注力及良好就餐习惯的好时机。因此，家长应尽可能对孩子的这些特性进行引导，培养孩子定点定时吃饭的好习惯，同时家长在餐桌上要表现得和睦愉快，并将孩子拉入到这种气氛中进行互动。

三、营养摄入

尽管学龄前儿童已经具备与成人一起就餐的能力，但与成人相比，其消化系统仍未完全成熟，咀嚼能力仍较差，其对各种营养素的需要也与成人有所不同，因此对其食物的加工烹调仍应与成人有一定的差异。此外，学龄前儿童好奇心强，自律性差等特性也有待家长进行良性引导和规范，因此，学龄前儿童的膳食指南应在一般人群膳食指南的基础上增加以下几点。

（一）规律进食，规矩就餐

学龄前儿童的饮食应是由多种食物构成的平衡膳食，不能让其养成挑食或不管时间随时进食的习惯。

要养成学龄前儿童规律就餐的习惯，也就是保证每日不少于 3 次正餐和 2 次加餐，同时不随意改变进餐时间、环境和进食量。

在就餐时，应尽可能给儿童提供固定的就餐座位；应避免追着喂孩子，以及孩子边吃边玩或边吃边看电视等行为；要指导孩子细嚼慢咽但不拖延，保证在 30 分钟内完成就餐；要让孩子自己使用筷、匙等餐具进食。

（二）科学烹饪，变换花样

为了培养孩子健康的饮食口味，同时也为了保护儿童柔弱的消化系统，家长应多采用蒸、煮、炖、煨等方式来准备儿童饭菜，并注意少放调料，少用油炸，尽可能保持食物的原汁原味。对于儿童不喜欢吃的食物，可通过改变烹调方法或变更食品外观、容器（如将蔬菜切碎，将瘦肉剁碎，将多种食物制作成包子或饺子等）等方法促进儿童进食，也可采用重复小分量供应，鼓励尝试并及时给予表扬等方法促进儿童进食，切不可强迫喂食。

（三）少量零食，足量摄水

学龄前儿童时期是人体骨骼发育的关键时期，所以要摄入充足的钙。目前，我国学龄前儿童的钙摄入量普遍偏低，所以在规律进餐的基础上，要保证儿童每日有 300～400 mL 配方奶的摄入。零食对学龄前儿童也是必要的，因其对学龄前儿童补充营养有帮助，也可让孩子感觉愉快。但食用零食应尽可能与加餐相结合（将零食的热量和营养素计入热量和营养素的总摄入量），以不影响正餐为前提（在餐前 2 小时左右食用为好）。此外，应多选用营养密度高的食物（如乳制品、水果、蛋类及坚果类等），不宜选用能量密度高的食品（如油炸食品、膨化食品）。

因学龄前儿童喜欢跑跳，建议每日饮水 1 000～1 500 mL。儿童饮水应以白开水为主，避免饮用含糖饮料。因儿童胃容量小，每天应少量多次饮水（上午、下午各两到三次），晚饭后根据情况而定。此外不宜在进餐前大量饮水，以免其充盈胃容量，冲淡胃酸，影响食欲和消化。

（四）买菜烧菜，情景代入

孩子对新鲜事物具有好奇心理，家长外出买菜时可以带上他们，让他们一起挑菜、买菜、提菜，回家后再一起择菜、配菜、洗菜。因为参与了食材的购买和整理，孩子的成就感会被激发出来，对烧出来的菜也会有一种特殊的兴趣和感情，这样带出来的孩子一般都会对吃饭具有强烈的兴趣，不会厌食挑食①。

---

① 苏宜香. 儿童营养及相关疾病［M］. 北京：人民卫生出版社，2016.

第二节 运动

　　学龄前儿童神经系统的发育日趋完善，这使得他们的精细动作如解纽扣、系鞋带等更加准确，粗大动作如跑、跳等更加协调、稳定。

　　对学龄前儿童来说，运动不仅可以促进身体发育，增进身体健康，而且其在运动中可以和小伙伴进行以语言和肢体互动为基础的社会交往，为将来入学后融入集体生活打下社交的基础。

　　学龄前儿童的身体各器官还处于发育期，在运动管理上尚不能和成年人同样对待。例如，在长跑时，因儿童的心脏排血量较少，肺部换气能力不足，肌肉较易疲劳。所以儿童的长跑要在全面体检及循序渐进的基础上进行，不能完全套用成年人的长跑训练方法来实施。

　　由北京体育大学、首都儿科研究所、国家体育总局体育科学研究所三家单位共同研制，并于 2018 年发布的《学龄前儿童（3～6 岁）运动指南》（以下简称《指南》），对我国学龄前儿童如何运动给出了明确的指导。《指南》认为学龄前儿童运动形式应以愉快的游戏形式进行，并对学龄前儿童的活动时间和活动强度给出了建议。

一、每天活动有要求

　　《指南》建议学龄前儿童全天内各种类型的身体活动时间应累计达到 180 分钟以上。其中，中等及以上强度的身体活动累计不少于 60 分钟，户外活动不少于 120 分钟。在高温、高寒的天气条件下，可酌情减少户外活动量，但每日运动总量还是要保证在 180 分钟以上。

二、久坐行为要限时

《指南》特别建议，在保证每天活动时间和活动强度的前提下，学龄前儿童每天应尽量减少久坐行为。其中屏幕时间每天累计不超过 60 分钟，且越少越好。任何久坐行为每次持续时间均应限制在 60 分钟以内。

三、循序渐进才合理

《指南》特别强调学龄前儿童运动强度的多样性，即运动不仅要有低强度活动，更要有中等及以上强度的活动。运动应目标合理，循序渐进，要避免为获取超越本年龄段的竞技性运动成绩而进行的长时间、大强度的专业化训练。比如，在足球和轮滑训练中就要特别注意控制时间和强度。

四、运动伤害要避免

在运动时要让学龄前儿童穿上合适的服装，并正确使用相应的防护装备，如保护垫（颈、肩、肘、胸部、膝盖、小腿等）、头盔、面罩、防护眼镜等。要让学龄前儿童学会遵守运动规则，比如踢足球时不能绊人，游泳时不要拉拽人等。另外，因为学龄前儿童的身体控制能力有限，同时对危险的认知有限，他们的任何运动都必须在大人的看护下进行。

第三节 心理

一、学龄前儿童的心理特征

6 岁儿童的脑重量已经接近成人，神经纤维分支增多加长，神经传导更迅速和准确。在语言方面，4 岁的儿童已能够说很多话，5 岁儿童说的话已接近成人，6 岁左右的儿童已能初步掌握一些简单的书面语言，具有认识字母和拼音，会辨四声，会写字的能力。但此时的儿童思维尚未发育完善，不能把复杂的事物表达出来。

他们能控制自己的注意力，但同时注意力又很容易转移，每次注意力集中的时间最长只有 15 分钟左右。此时的儿童记忆的持久性有很大提高，但精确性仍旧不足，而且容易将自己记忆中的景象与听到或看到的故事混淆。他们在情绪如高兴、悲伤、恐惧、紧张、害怕上的特征显著，但情绪调节的能力还不完善，具体表现为情绪外露且容易波动，当受到外界事物的刺激时，哭笑、手舞足蹈等外显情绪明显，而且转换极快，说变就变。

儿童到 6 岁左右时能够根据外界的人和事控制和调节自己的行为，同时道德感、美感、理智感等在正确的教育下也发展起来。在意志方面，此时儿童的自觉性、坚持性、自制力等都初显端倪。他们的想象力异常丰富，有时伴随某些动作或思考时会出现自言自语的现象，如果不了解他们的这种特征，会被吓一跳。

学龄前儿童的生活逐渐可以自理，主动性强、好奇心强，有强烈的自主意识，也有一定的行为独立性和主动性。另外他们有极强的模仿力，家庭成员尤其是父母常是他们模仿的对象。所以说，学龄前儿童虽然在认知、思维和情绪等心理特征上都有了积极发展，但由于大脑皮层下中枢的活动依然占优势，在觉察到环境的巨大变化或面临应激情景时会出现明显的应激反应，而这种应激反应的表现具有不一致性，某些儿童的表现以情绪问题为核心，而另外一些儿童却有可能表现为行为问题。

二、案例与解答

案例：

5 岁的洋洋平时由居家阿姨照顾，2020 年年底阿姨回老家过年。因疫情管控，寒假里洋洋和爸爸妈妈在家闷了近 20 天。洋洋爸爸对出门的防护不太上心，但洋洋的妈妈则是如临大敌，所以两个大人时不时为"要不要出门、出门时要不要戴口罩、回家后要不要消毒"等问题争执半天。为了争取洋洋的支持，洋洋妈妈还带着洋洋在家看有关疫情的电影，并跟孩子说如果不听话就会得病。近一周来，洋洋变得尤为怕黑，睡觉不能关灯，醒来哭闹不安，白天时刻担心家里有坏人来，多次尿裤子。爸爸非常生气，多次呵斥责骂洋洋为胆小鬼，指责妈妈的不当行为，发脾气。近几天洋洋白天经常哭出声，并问家人"我会不会得病？""我会不会死？""你们会不会死？你们死了我怎么办？"

（一）正确认识孩子的心理表现

在理解了学龄前儿童心理特点的基础上，孩子的父母要认识到洋洋的这些表现是成长过程中的阶段性表现，不必过于紧张担心，更不能因此互相埋怨指责，相互推诿责任。要以发展性的角度去审视这些表现。避免过分紧张、过于焦虑、过度关注，要做到心里有底。

（二）正确认识孩子心理表现的成因

要认识到洋洋的反应并非直接针对疫情等外部应激事件，而是由家庭氛围、夫妻关系等引起。说白了孩子不是害怕疫情，而是被父母之间的矛盾冲突和如临大敌的反应吓坏了。所以，父母要在严格遵守防疫专家"蜗居在家"建议的前提下，着力改善夫妻关系、家庭氛围和亲子关系，尤其是充分利用极其难得的共处时间，排除外来所有干扰，用心经营家庭关系，改善家庭关系。

（三）正确处理孩子的异常表现

针对孩子短期出现的恐惧情绪和非适应性行为，家长要尽量做到不指责、不呵斥，更不能利用孩子的恐惧使他顺从。针对恐惧情绪，可以充分利用榜样的作用，可以告诉孩子自己也曾经害怕过某些东西，但通过什么样的努力或尝试后就不再害怕它们了。这样，孩子就会明白，某些事物并不那么可怕，他也不是唯一害怕这些事物的人，害怕是可以被征服的，恐惧的心理便会得到克服。同时，对孩子出现的非适应行为，不要过度关注，要避免不当强化。

（四）真诚回答孩子提出的问题

对孩子提出的疫情、死亡相关问题，做解释时务必要有耐心，要保持和孩子的眼神接触，尽量用适合其身心发展水平的语言和其交流，切勿敷衍。只有当感到父母承认他们的害怕情绪是客观存在的时候，孩子才会相信父母的解释。

三、培养良好的行为习惯

好奇心强、模仿能力强是一把双刃剑。如果一个学龄前儿童好奇和模仿的是好的行为，那么他会成为一个有教养、有规矩的好孩子，但如果他好奇和模仿的是危险或不良行为，那结果就可能很糟糕。所以，为了培养学龄前儿童良好的行为习惯，家庭成员首先要有以身作则的意识，从自己开始克服诸如在家抽烟、晚睡晚起、吃饭时看手机等不良行为，更不要有家人之间相互责骂甚至扭打的行为。其次在生活中要有较充分的耐心和孩子互动，在纠正孩子的不良习惯时要言语和气、态度坚定，要做到从行为和心理上双向规范学龄前儿童。家庭成员除了关注学龄前儿童在家庭内部受到的影响之外，还要意识到因为他们已经在幼儿园与小朋友和老师有了社会交往，所以他们的社会性和情绪经验正迅速拓展至家庭之外的领域，因此家庭外人员对孩子的影响也要引起家长的注意。

四、做好性教育

"我从哪里来?"是学龄前儿童最常问到的问题。与此同时，随着对身体的好奇心不断增加，他们将不只在自己身上探索，还会开始将好奇心转移到其他人身上。这时的好奇心主要表现在两个方面：一是自身的性感受，二是开始注意不同性别之间的区别，进行自己性别的识别。"我是男孩""我是女孩"的认识逐渐建立起来。[1]

---

[1] 明白小学堂 . 给爸爸妈妈的儿童性教育指导［M］. 北京：中信出版集团 . 2019.

（一）干预与性别相关的冲突

在游戏和团体活动中，学龄前儿童逐渐意识到身边有男孩和女孩两类看上去不一样的小伙伴，当他们发现男孩和女孩在穿衣、上厕所上都不一样时，会开始感到不太自在。在这种不自在的心理驱使下，男孩和女孩会相互贬损、嘲笑或彼此提弄。会说谁是谁的"男朋友""女朋友"，谁要和谁"结婚"等话题来表达心中对异性的好奇。这时候父母要引导孩子用积极的方式与同伴互动，因为如果任其发生，会让学龄前儿童逐渐形成"攻击和伤害是合理的"的意识，长大以后会不自觉地在言语和行为上去攻击别人，这对人际关系来说是大忌。

（二）科学引导孩子

男孩和女孩的生理结构有很大不同，儿童在性好奇的驱使下，可能会问家长"我是从哪里来的？""为什么隔壁小强站着尿尿我要蹲着？""为什么爸爸和妈妈睡在一起？"等问题。另外，这个年龄段的孩子可能还会出现摩擦生殖器等行为。家长可寻求专业咨询或指导，以科学引导孩子度过这一阶段。

第四节　社会化

　　儿童社会化是指儿童通过个人和社会的交互作用，获得语言、思维、情感等能力和基本行为模式的方式。这是儿童逐步了解社会、掌握生存能力的过程，也是人的社会化过程中的第一步。

　　学龄前儿童的社会化离不开家庭的社会化启蒙，也离不开儿童的同理心、沟通能力、自主感、自我价值感等因素的相应发展。父母作为儿童的主要抚养者，促进儿童社会化以及人格发展、智力发展的第一任教师，其与儿童的交往互动对儿童的初始社会化有着深远影响。父母应以家庭为主要场所，以同理心为主要手段，以促进沟通能力、提升自主感和价值感为锻炼目标来训练孩子的社会交往能力，科学促进孩子的社会化发展。

　　事实上，学龄前儿童的社会性和情绪经验开始迅速由之前的家庭和亲人内部拓展至家庭和亲人之外。自 4 岁起，儿童在与人交往方面开始逐渐独立于父母，指向外部世界，他们对"朋友"也有了自己的理解。他们会说，朋友就是喜欢自己的人，或者朋友就是总在一起玩的人。小朋友经常会宣布："小明是我的好朋友，我们今天玩得很高兴。"而当他们发生争执的时候，又会宣布："小明不再是我的好朋友了。"可见这个时期的儿童对朋友的理解还很狭窄，他们还不能理解，友情是一种能够经历很长时间，互相信任、互相支持、久而弥坚的情感。另外他们开始产生与成人交往的兴趣，比如他们会在公共场所更主动地倾听陌生人的对话，并寻求参与成人化活动的机会。同时，他们助人和顾及他人的特点较前表现得更为明显。比如他们会主动提出帮他人拿东西，关心他人累不累，高不高兴等。

一、家庭是孩子最早的社会化场所

亲子互动是孩子学习社交技能的好时机。如果孩子能从小生活在正常友好的环境里，他就会逐渐积累一些社交经验，了解一定的社交规则，并且知道别人对他的行为会有什么期待，他对别人的行为又可以有什么期待。这些宝贵的经验会进入孩子的社交技能仓库，成为他们日后学习如何解决社交问题的基础。

如果父母有底线，又允许孩子自由表达，遇到事情愿意跟孩子商量，那么孩子对人际关系的认知就是：我有问题可以表达出来，也可以跟大家互相商量如何解决。如果父母在与孩子互动时不耐烦，甚至用打骂来对待孩子，那就给孩子树立了一个攻击性行为的坏榜样，孩子就会倾向于认为：别人都是有敌意或者恶意的，而解决问题的办法只有一个，那就是用语言暴力或肢体暴力来让别人屈服。

以上两种孩子在社交中的表现是不一样的。例如，在孩子们一起玩积木时，一个孩子不小心弄翻了另一个孩子搭的积木城堡，亲子正常交流家庭出来的孩子会表示理解，并很快原谅别人，而来自冲突家庭的孩子则会认为别人是在故意惹他，并不假思索地用攻击性行为来表达自己的愤怒。显然，后一种孩子从父母那里获得的互动经验是不利于良性社交的形成的。

父母要成为孩子的安全基地，要用温和、支持的养育方式，跟孩子建立良好的亲子关系，这些都是孩子全面发展的基石。父母如果能够为孩子提供良好的家庭氛围，给孩子无条件的爱，就给孩子穿上了面对世界的"铠甲"，孩子就能够积极面对未来的无数挑战，成为一个有良好社交和社会适应能力的人。

二、同理心培养是社会化的重要手段

学龄前儿童已初步具备了观察及感受他人情绪的能力，学龄前时段也是培养人之同理心的最佳时段之一。

所谓同理心，就是指能设身处地理解他人的情绪，感同身受地明白及体会他人的处境及感受，并可适切地回应对方需要的一种情绪能力。同理心是同情、关怀他人的基础，具有同理心的人能从细微处体察到他人的需求。

同理心的出现是孩子社会行为发展的前提，要培养孩子的同理心，家长首先要培养孩子体会他人所思所想的能力。例如，当一个孩子收到一份是寄给另外一个小朋友的礼物时，他可能想将其据为己有，但又感觉这样做好像不行，会陷入矛盾情绪之中。这时候妈妈就可以这样引导孩子："宝宝，上次舅舅送给你的小马车你喜不喜欢？"如果孩子回答很喜欢。这时候妈妈就可以进一步引导他："如果舅舅寄小马车过来的时候快递员叔叔送错地方，把小马车送给了邻居家的阳阳，宝宝你会怎么想？"当一个孩子听妈妈这么说了以后，就能真正体会到那个小朋友的失望情绪，同理心就这样被诱发出来了。

家长可以随时随地利用生活中的机会诱发和培养孩子的同理心，具备同理心的孩子在将来的工作与学习生活中一定会受到他人的欢迎，自然就能更好地适应社会。总之，家庭对孩子同理心的培养是孩子社会化成功的重要保障之一。

三、沟通能力训练是家庭社会化最直接的切入点

孩子沟通能力的发展，可以促进其社会交往能力的提高。

家长在家庭内部发展孩子沟通能力的第一步，是通过跟孩子游戏、

聊天等方式观察和解读孩子的社交线索。当孩子用眼神或其他身体语言等来表达他的需要时，父母要作出恰当的回应。当这样的反馈成为一个习惯之后，孩子就会明白人与人之间的沟通原来是一来一往的交流。相反，如果父母经常命令孩子，或者对孩子不耐烦，孩子就会抢着说话，或者用粗暴的动作来代替语言。比如，孩子通过眼神或者手势告诉妈妈自己想要什么，但是妈妈却没注意到，此时孩子就有可能通过打妈妈的方式让她注意到自己。长此以往，孩子就会认为这是一种有效的沟通方法。

孩子的行为方式，就是这样通过生活中无数的小事，一点点积累形成的一种比较固定的活动模式。

四、自主感与价值感是社会化的保证

如果想让孩子将来能对自己的行为负责，就要从在家庭内部给其一定的自主感开始来教育孩子。比如，让他选择穿自己喜欢的衣服出门，在按时作息的前提下让他晚上自由安排自己的时间。如果外面下小雨而孩子不愿意打伞时，也可以让他试试被淋湿的滋味。这样培养出来的孩子在与他人交往的时候，才敢大胆地表达自己的意愿，展现"我是谁，我喜欢什么，我可以为你做什么"，这样的孩子也能知道任性的后果，所以会对自己的行为负责。

父母还要在家庭互动中寻找机会赋予孩子价值感，比如将孩子辛苦搭成的积木摆放在家里醒目的位置，认真对待孩子自己画的画。这样可以让孩子体会到"我是有价值的，我是有人爱的"。一个有自我价值感的孩子，不仅能和他人正常交往，还不会失去自身为人的原则和底线，在今后的人际交往中真正能享受交往，又做自己的主人[1]。

---

[1] 陈忻. 整体养育［M］. 北京：中信出版社，2020.

五、如何促进学龄前儿童社会交往

（一）分享情绪

学龄前儿童能注意到父母的悲喜，并给予相应的回应。例如，当家长表现得很疲惫时，学龄前儿童有可能询问家长为什么疲惫，并以自己的方式对家长表达安慰。

在学龄前这段时间，孩子的同理心会得到发展，不过这也意味着有亲密家庭互动的孩子更容易受到父母负面情绪的困扰。家人生病、搬家、父母离婚，或失去一个朋友，都容易使孩子感到沮丧。因此，尽管大多数时候和与父母比较亲密的孩子相处更加容易，但有时他们也比与父母不太亲密的孩子更加耗费父母的心力。

父母需要特别注意的是，即使孩子和他们信任的看护人之间存在紧密的情绪和情感联结，也不意味着父母需要藏起不好的情绪，即使不开心的时候也对孩子摆出一张笑脸。正确的做法是父母应该用孩子能听懂的语言承认并解释自己的情绪。之所以这样做，除了是为了和孩子建立联结外，也是为了让父母能更多地了解自己。

（二）会听能说

学龄前儿童虽然能听懂大人的所有表达，但仍处在"以自我为中心"阶段，其表现为感觉自己是家庭的中心，说话时间多于倾听时间等。该阶段的儿童一方面希望别人多听他说，一方面不肯多听别人说。而对于成人而言，倾听是一种必备的能力，也是一种很可贵的品质。所以，要特别注意培养学龄前儿童倾听的能力和习惯。例如，父母自己要多听孩子说话，如果孩子不愿意多说话则要引导他们表达。再例如，父母在自己有事情要交代给孩子，或者要就某一个主题与孩子进行交流时，如果孩子反复插嘴，父母要坚定而温和地提醒孩子耐心听完再发言。

（三）延迟满足

人的本能是寻求快乐，避免痛苦，以满足生理和心理需求，越小的孩子这种本能越明显。虽然本能是人与生俱来的，但人之所以为人而非野兽，在很大程度上就是因为人可以驯服本能，构造一个比动物世界更加高级的人类社会。

驯服本能，也是教育的意义之一。随着年龄的增长和心理的成熟，人们必须学会忍受延迟满足带来的不适，以适应社会。

学龄前儿童已有了一定的自律性，以及一定的羞耻心和价值感，所以已能接受对延迟满足的训练。例如，可以在孩子吃水果时告诉他晚点吃可以多吃点，并让他自己选择，以此来训练儿童的延迟满足感。

事实上，曾有科学家进行过一个著名的"棉花糖实验"。当时，有600多名学龄前的儿童参加了这个实验。在实验开始时，科学家在每个孩子面前都放了一块棉花糖，并且告诉他们，如果不马上吃这块糖，而是等15分钟后再吃，他们就可以再得到一块棉花糖作为奖励。结果是每3位孩子中有两位吃了棉花糖，这些孩子有的等了1分钟，有的等了5分钟，有的甚至等了13分钟，但最终还是把面前的棉花糖吃掉了。而其余三分之一的孩子则会看着棉花糖，甚至舔上一口，或者通过唱歌、踢桌子、闭眼睛来分散自己的注意力，最终没有吃掉棉花糖。14年后，科学家找到了当年参与棉花糖实验的孩子进行后续调查，他发现当年忍住没吃棉花糖的孩子普遍具有更高的教育水平、更健康的身体、更好的人际关系以及更大的自我价值。由此，他提出了一个重要结论：自控力（在很大程度上表现为延迟享乐的能力），是决定孩子今后成就的重要因素。因为那些能延迟满足的孩子在成长过程中更善于管理自己的欲望，同时满足他人的需要和愿望。而且，自控力不仅可以推动人们去做必要的工作，也能控制人们不去做具有破坏性的事情。所以，家长要有意识地帮助孩子控制各种冲动和学会约束自己。因为那些学会控制自己当下需求的人，在事业、人际关系、健康和财务方面都比屈服于这种需求的人更有成就。

当然，培养孩子的延迟满足感并不是单纯地让孩子学会等待，也不是一味地压制他们的欲望，这方面的培养与训练需要科学地进行。

1. 父母对孩子情感的及时回应是孩子学会自控的前提

在学龄前儿童出现憎恨、嫉妒、害怕等负面情绪时，父母首先要做的是接受孩子的情绪，并做到及时陪伴。父母一定要明白，他们对孩子情感的及时回应和满足才是孩子自控能力发展的关键，也是孩子建立延迟满足的基础条件。家长切忌盲目地在情绪上否定孩子、压制孩子，在物质上一味地拒绝孩子。

2. 延迟满足感不能一概而论

父母一定要分清楚什么事需要延迟满足，什么事不需要延迟满足。对于学龄前儿童而言，为保证生命活动的吃喝拉撒、必要的外出活动、与小朋友的交往以及父母对其各种情绪（包括正面和负面情绪）的回应是要及时满足的，不能延迟满足。而对于其超出合理需要范围的物质要求，比如买高档衣服、高档玩具及对健康无益的零食等，则可延迟满足甚至不给予满足。

3. 利用日常生活中的挫折来训练孩子的延迟满足

自然挫折与刻意的延迟满足训练在本质上是不同的，前者是孩子生活中自然遇到的事实，后者则是父母刻意安排的训练。不过，父母也可利用孩子在日常生活中遇到的自然挫折来对孩子进行延迟满足的训练。例如，当孩子因考试不好而伤心时，父母首先应接受孩子的情绪，肯定孩子的努力（同时也要肯定孩子班级里其他同学的努力），然后再鼓励孩子继续努力并告知孩子继续努力可能获奖，这就是一次对孩子延迟满足感的很好教育。

　　同样是上面这种情况，如果父母认为考试不公平，或者一味将孩子的考试失利归因于外部因素，则不仅丧失了一次很好的教育机会，而且还是在把孩子往"巨婴"的道路上培养。

第五节 牙齿健康

人的一生中共有两副牙齿，根据萌出的时间和形态，分为乳牙和恒牙。乳牙共 20 个，从出生后第 6 个月开始萌出，两岁半左右全部萌出。在生长发育时期，儿童的牙齿和身体其他部分一样需要营养物质。胎儿在子宫内的第 6～8 个月，其牙齿发育就开始了，并受到母亲食物中蛋白质、钙、磷、氟化物、维生素 A 和维生素 D 等各种营养物质的影响。但牙齿一旦完全萌出，钙剂就不再对其构成影响。所以，就学龄前儿童的牙齿保健来说，与是否缺钙没有关系，而是与饮食的种类比例、进食时机是否恰当，以及是否能及时清洁口腔等生活习惯有关。学龄前阶段是儿童龋齿的高发时期，也是牙齿卫生习惯养成的重要时期，又是牙齿发育的关键时期，所以，预防龋齿是保持这个时期牙齿健康的重要任务。

一、龋齿为什么需要处理

很多人会有"坏几个牙齿照样吃东西"这样的错误观念。事实上，乳牙的好坏不仅影响儿童对食物的咀嚼及消化吸收，而且还影响将来恒牙的排列及颌面部骨骼、肌肉的发育。龋齿一旦形成，就会破坏牙釉质，进而侵犯到牙本质。其结果是孩子吃东西遇到冷、热、酸、甜刺激时会感到牙齿疼痛，而且牙齿会呈褐黑色，并且有小洞。龋齿如果不及时进行处理，龋洞就会越来越深，并进一步累及到牙髓，引起牙髓炎，如果任其发展下去，可能会发生严重的根尖周炎，引起发育不良。

另外一种比较普遍的错误认识是认为乳牙坏掉之后让它自己脱落就没事儿了。事实上让坏掉的乳牙自然脱落并不科学。乳牙因龋坏早失不但会影响恒牙的如期萌出，还会导致恒牙的排列紊乱，引起牙畸形。所以，生活中那些发生乳牙龋齿且并不进行医学处理的学龄前儿童，在学龄期结束后基本都要走上牙齿正畸的道路。

二、家庭牙齿健康管理

学龄前儿童牙齿的健康管理，包括饮食管理、口腔清洁、牙具和氟剂使用，以及定期检查四个方面。

（一）饮食管理

损害儿童牙齿的食物主要有三类。

第一类是糖分含量高的食物。比较典型的有糖果、蛋糕等，有些学龄前期配方奶的含糖量也很高。这些高糖分的食物黏性较强，容易黏着在牙齿的表面和缝隙中发酵产酸，最终腐蚀牙釉质。而牙菌斑更易于在牙釉质被破坏的牙齿表面聚集，最终导致牙齿发黄发黑，形成蛀牙。

第二类是带色素的食物。如浓茶、酱油、巧克力、果汁饮料等。这类食物中的色素残留在牙齿表面，久而久之会造成外源性色素沉积，这些色素沉积甚至可以进入牙齿深层使牙齿发暗变黑。

第三类是碳酸饮料。碳酸饮料中含有甜味剂、糖和二氧化碳等，长期饮用容易腐蚀牙齿，使牙齿表面变得粗糙，这样容易让细菌和饮料中的色素在牙齿表面沉积，使得牙齿发黄发黑，严重的甚至导致蛀牙。

所以，在为保护儿童的牙齿健康而进行饮食管理时要做到：

首先，尽量少给孩子吃糖分高的食物，每次喝完配方奶后，要让孩子马上喝水或漱口，以尽量将残余在口腔里的奶冲洗干净。

其次，尽量不要给孩子吃带色素的加工食品和饮料，而是让孩子多吃带有天然颜色的水果和蔬菜。可以将蔬果做成各种动物或玩具的形状，提升孩子对蔬果的亲近感。

再次，要让孩子常吃比较粗糙而富含纤维的食物，比如卷心菜、芹菜、胡萝卜等，这些粗纤维含高量的食物一是需要用力咀嚼，这可以增加唾液的分泌，减少菌类繁殖的环境，二是不容易嵌顿在牙齿的沟缝中。

（二）口腔清洁

在孩子吃喝任何除白水之外的东西之后，都要督促他及时清洁口腔。特别是在进食牛肉、饼干等容易残留在口腔或牙缝中的食物之后，更是要根据孩子的情况让其及时漱口刷牙，必要时可以用牙线清理牙缝中的残渣。

此外，因为人在入睡之后分泌的唾液减少，口腔的自洁能力减弱，所以睡觉前不要吃任何东西，更不能让孩子边喝奶边入睡，或用奶瓶哄睡孩子。

（三）牙具与氟剂使用

学龄前儿童完全可以在家长的指导下自己刷牙。在刷牙时，为了保护儿童的口腔黏膜和牙齿，并便于其抓握，建议采用符合我国对学龄前期儿童牙刷要求的"软毛、小头、粗柄"儿童牙刷。牙刷如果出现倒毛分叉应该及时更换，即使牙刷外观上看上去完全正常，也应该每两三个月就定期更换牙刷。

国家规定的 3～6 岁儿童的保健牙刷设计要求为：牙刷全长 120～

130 mm，刷头长度 16～18 mm，刷头宽度 7～8 mm，毛束高度 8.5～9 mm，毛束排数 2～3 排，刷毛直径不超过 0.18 mm，刷毛尖端成圆钝形。这种牙刷刷毛细软，经过磨圆，可以进入牙间隙，既能确保足够的机械摩擦力有效清洁牙齿，又不刺激牙龈，不损伤牙齿。

此外，含氟牙膏具有一定的预防龋病作用。儿童应用儿童含氟牙膏刷牙，而不是用成人的含氟牙膏刷牙。同时家长要注意将儿童每次的牙膏用量控制在豌豆粒大小，并且要告知孩子不可以吞下去。另外，可在医院和幼儿园接受由专业人员实施的牙齿涂氟以预防龋病，还可以在医生的指导下养成用牙线的习惯。

（四）定期检查口腔

儿童在 4 岁左右时，牙弓开始发生变化，出现牙间隙，这种变化是在为儿童即将到来的 6 岁左右换牙做准备。牙间隙出现后，食物嵌塞更易发生，进而引发相邻的牙齿之间发生龋齿，即医学上所称的"邻面龋"。因为龋齿治疗越早越好，所以一般建议学龄前儿童每 6 个月接受一次口腔健康检查，以便尽早发现牙病隐患。在接受检查的同时，建议多向医生询问口腔健康的指导知识。6 岁左右儿童乳牙开始脱落，恒牙逐渐萌出，此时可能发生疼痛、牙龈水肿、不舒服等症状，应及时找医师检查处理。

第六节　安全管理

　　3～6 岁的学龄前期是一个非常特殊的阶段，此时儿童的肌肉、骨骼尚在发育，运动神经协调功能及认知能力也尚未发育成熟，好奇心重且对危险的经验几乎为零，这些原因叠加在一起，导致学龄前儿童的意外伤害发生率是整个儿童期内最高的。

　　据统计，儿童意外伤害发生最多的场所是家庭（占 6 成左右），其次为街道和学校。发生在儿童身上的绝大部分意外是因环境管理不当而造成的。[①]

　　导致学龄前儿童发生意外的因素有孩子自身因素、导致伤害的事物以及伤害发生的环境 3 大类。但总体而言都可以归结到环境管理上。家长要想确保孩子的安全，就必须在可控范围内对孩子所处的大小环境进行管理，尤其是要管理好家庭环境，以将学龄前儿童的意外伤害发生风险降到最低。

一、儿童自身相关风险与管理

（一）奇幻思维

　　学龄前儿童有一种被专家称之为"奇幻思维"的特点，他们有时会幻想自己的愿望和期望可以控制事情的发生。例如，一个学龄前儿

---

① 欧茜. 像我这样做妈妈—儿科医生育儿记 ［M］. 北京：人民卫生出版社：2015.

童在看过电视里的飞行员跳伞后，可能会将家里的雨伞打开后自己从阳台上跳下去。这种以自我为中心的奇幻思维对这个年龄段的孩子来说是完全正常的。不过，正因如此，家长必须对孩子的安全加倍小心，直到他度过这个阶段。

（二）活泼好动

学龄前儿童的好奇心强，好动且动作迅速，尚不具备对危险的认识。同时，他们的情绪变化大，有时会先陷入狂喜或愤怒的状态。这些特点使得意外伤害在学龄前儿童身上更易发生。

家长首先要认识到学龄前儿童的这些特点，并在认知上有预防学龄前儿童意外伤害的意识（例如家长在发现孩子情绪有变化时要格外警惕），其次要给孩子创造一个安全的家庭小环境，另外还要具备安全知识和对应措施来规避外部大环境中的意外风险。

二、家庭环境相关风险与管理

（一）厨房管理

对孩子来说，厨房是一个危险的地方，所以，最好不要让孩子单独进入厨房。就算有大人在边上看护，在厨房里也要做到：

第一，将一切化学洗涤剂以及其他危险物品锁住。

第二，将刀、叉和剪刀等尖锐的器具与其他安全的厨房器具分开放置，可能对孩子造成伤害的器具一定要放在孩子无法触及的地方。

第三，厨房电器在使用后要立即拔掉插头，大人不要在炉具、烤箱等设备工作时离开厨房，不要把微波炉放置在孩子够得着的地方。

第四，做好饭后应立即将连接燃气管道的阀门关闭。

第五，在厨房里要备置一个灭火器。

（二）卫生间管理

最好不要让孩子一个人在卫生间。此外，要确保卫生间门上的锁可以从外面打开，以防孩子将自己反锁在卫生间里。

1. 洗澡：在给孩子洗澡的过程中，家长千万不可离开卫生间。给孩子洗完澡后，一定要记得将澡盆和浴缸里的水放空。

2. 马桶：养成盖上马桶盖的习惯，以防儿童掉进马桶引起溺水。

3. 电源插头：拔出电源转换插头并将其锁入柜中。

4. 其他：牙膏、化妆品等物品务必放在儿童无法触及的高处或者直接上锁，以防儿童误食。

（三）其他房间的管理

1. 安装探测器：为避免火灾和一氧化碳中毒，建议在家中安装烟雾探测器和一氧化碳探测器，且经常检查探测器的功能状态。家长可以带领学龄前儿童一起设计一份"火灾逃生计划"，并在家中进行演习，这样可以提升学龄前儿童的火灾防范意识及火灾逃生技能。

2. 插座管理：学龄前儿童的好奇心会驱使他们用工具去捅插座而引起触电，因此家中所有的插座都必须装上插座盖。

3. 管理小物件：不要将硬币、纽扣、小珠子、别针、螺丝、纽扣电池等容易被孩子吞咽的小物品放在孩子可以触及的地方，要经常检查家中的地板和隐蔽部位是否有这些小物品，以确保学龄前儿童没有机会接触到这些东西。

4. 其他细节：家中应使用无绳窗帘，以防孩子被窗帘绳勒住；如果使用地毯，需要将地毯边沿固定好，以防孩子奔跑时绊倒。家中不装旋转门，以防孩子被夹住或被撞到。尽可能安装能独立打开上半部分的窗户（或安装栏杆），以防孩子爬窗坠落，同时不要将椅子、沙发、桌子以及其他一些孩子可以爬上去的家具放在窗边。

三、游泳及乘车的风险管理

家长必须牢记：儿童切不可在野外河流、池塘等没有安全管理的自然水域游泳，而是应该在正规的游泳馆游泳。

（一）游泳安全

对生长发育中的儿童来说，游泳可以强壮心脏、促进骨骼生长，稳定情绪及提高反应能力和协调能力，因此科学游泳对儿童生长发育是有益处的。但游泳活动若不进行安全管理，则会给儿童带来极大的致病甚至致死风险。因此，要在游泳准备、场所安全、温度、时间等方面对儿童游泳进行安全管理。

1. 游泳准备

在将儿童带入游泳馆之前，家长应咨询医生，确保儿童具备游泳的健康基础。此外，因水压会对身体构成压力，如果下水前摄入了过量食物，易导致食物进入气管造成儿童窒息。而如果以饥饿状态入水，儿童又会在游泳中出现体力不支，同样会造成风险。因此，儿童游泳前既不可空腹也不可吃太饱，以保持一个不饱不饿的状态为佳。

2. 场所安全

在进入游泳馆之后，家长首先要有意识地留意游泳馆的安全设施是否到位，是否配备了救生员及医务人员。其次，应留意游泳池的水质和更换频率是否符合要求。

此外，国家对 1 岁以上 6 岁以下儿童专用的儿童游泳池的深度有专门规定，目前的国家标准规定儿童游泳池的水深不得大于 0.8 米，并且不可配置戏水设备，家长务必要注意游泳池的深度和儿童身高的匹配程度。

3. 温度、时间等

因儿童身体小（散热快），游泳池水温一般不能低于 27℃。对于初学游泳的儿童而言，单次游泳时间一般不宜超过 40 分钟，学会游泳后的单次游泳时间也不可超过 90 分钟。同时，儿童在游泳中要佩戴软质耳塞或硅胶泳帽，游泳后要将头部歪向外耳道积水的一侧，用手掌轻轻拍打头部，将水排出。如耳内发痒，可用 75％酒精棉轻擦外耳道，而不要用手去挖。如感到耳内疼痛应及时到医院诊治。①

（二）乘车安全

车祸是对孩子生命安全的最大威胁之一。但当前大人和儿童的生活往往离不开汽车。为了保证学龄前儿童的乘车安全，应在安全带、安全座椅、车上饮食等方面进行综合管理。

1. 安全带和安全座椅

汽车上的常规安全带是为成人设计的，学龄前儿童使用这种常规安全带并不能很好地固定身体，在急刹车或事故时，依旧可能从宽松的安全带中甩出，并可能受到为成人设计的前排安全气囊打开时的冲击伤害。因此，学龄前儿童乘车时应配备专用的儿童安全带或者儿童安全座椅，且坐在汽车的后排。

在对安全座椅进行选择时，要参考孩子的体重和身高，婴幼儿、学龄前期、学龄期儿童的安全座椅都是不一样的。学龄前儿童应使用配有五点式安全带的前向式汽车安全座椅，并且安全座椅应安装在汽车后排。在给孩子系上安全带时要注意：第一，安全带要在孩子肩部的高度或者在肩部之上；第二，安全带要紧贴孩子的身体，并且平整、

---

① ［澳］朱莉·罗森格伦. 智慧的父母［M］. 葛俊丽，姚佳，译. 浙江：浙江教育出版社，2016.

没有扭曲①。

事实上，如果孩子在行车途中被正确地安置在儿童安全座椅上，许多不幸是可以避免的。

2. 车上饮食

学龄前儿童在一日三餐之间需要一定的能量补给，但家长一定要注意不可在行驶的车里让儿童吃喝东西。因为在急刹车的情况下，棒棒糖等食品可能戳坏儿童口腔，带核的水果可能会引起哽噎，喝水喝奶可能会引起呛噎，而这些风险都可以通过不在行驶的车中进食规避。如在长途旅行过程中确实需要补充能量，则可将汽车停在安全的地方后让儿童专心进食。

最后，家长务必牢记：不要将学龄前儿童单独留在车里，哪怕是几分钟都不行。首先，车内是一个空气有限流通的密闭空间，哪怕车外温度正常，留在车里的儿童也会很快觉得太热或者太冷，而在炎热天气中，金属外壳的车辆有时无异于一个"烤箱"，被单独留在汽车中的儿童可能在很短时间内就死于高温。其次，儿童心理还很脆弱，被单独关在车里的儿童很快就会因空间狭小、孤单而产生恐惧感。再次，单独留在车中的儿童容易成为不法分子诱拐的对象。最后，单独留在车中的儿童可能出于好奇玩打火机、电动车窗和变速器等，从而受到严重伤害。

四、儿童用药安全

误服药物是儿童致死的重要原因之一。其中，除了儿童自行误服药物外，家长儿童用药知识与意识的不足也是导致儿童误服药品乃至

---

① ［美］塔尼娅·奥尔特曼，美国儿科学会育儿百科［M］. 唐亚等，译. 北京：北京科学技术出版社，2020.

药物中毒的重要原因。

儿童各个器官组织都处在不断发育变化的过程中，同时肝、肾的解毒和排泄功能以及血脑屏障的作用均不健全，所以药物的代谢、排泄和耐受都与成人不同。因此家长不能以成年人的经验指导儿童服药。

由于儿童的行为能力有限，所以家长是儿童用药安全管理的主体。儿童用药管理包括正确服药、家庭药品管理、错服药物的紧急处理等几方面。

（一）正确服药

首先，在给孩子服药之前，家长要谨慎核对药物，一定要根据医嘱仔细查看药品名、剂量和服用方法。

其次，监督或实施给孩子服药这件事情要尽量由父母完成，如果不得不让祖辈或他人做这件事时，父母一定要与具体实施者就孩子服药次数、剂量、时间等事先进行明确而有效的沟通。如果应服的药品与其他药品在药名、包装、剂型等方面相似，则务必要特别警惕，避免重复用药或者错服、漏服药品。

（二）家庭药品管理

如果学龄前儿童的家中有其他人在用药，一定要记得在拿到药品的第一时间进行区分。大人和儿童的药品要分别存放，要放在儿童不能触及的高处或上锁保存。

（三）错服药物的紧急处理

1. 确认是否误服

学龄前儿童好动、好奇，是错服药物风险的高发群体。家长一旦发现孩子有异于平时的身心状态，同时发现家中药品有被动过的迹象，应该马上意识到孩子可能是误服了药物。为能够及时提供就医信息，家长首先应要尽快弄清孩子是在什么时间，误服了什么药物和大概的剂量。同时要注意千万不要打骂和责怪孩子，以免孩子因害怕而不说真实情况，导致误诊。

2. 紧急处理

如果孩子误服的是一般性药物，比如维生素、止咳糖浆，剂量也不大，则可让孩子多喝凉开水，使药物稀释并及时排出，此时可以不用去医院（对以上药物有禁忌症的必须就医）。如果孩子误服的药物剂量过大又有毒性，家长应立即用手指刺激儿童的舌根来催吐，然后让他喝大量茶水稀释胃液，并在必要时送医院。如果孩子误服的是腐蚀性药物如碘酒等，则应马上让孩子喝米汤、蛋清等来保护胃黏膜，并将孩子立即送医院，送医时要将孩子错吃的药物或药瓶带上以供医生诊断参考。

第五章　青少年的健康管理

马克·吐温曾说："当我 7 岁的时候，我感觉我父亲是天底下最聪明的人；当我 14 岁的时候，我感到我父亲是天底下最不通情达理的人；当我 21 岁时，我忽然发现我父亲还是很聪明的。"这段话是说他童年时崇拜父亲，青少年时期不认可父亲，成年后又再次认可了父亲。事实上，所有的青少年都会面临类似的心理成长挑战，而这种心理挑战，往往是由青少年身体发育所带来的紧张与困惑而造成的。无论是对青少年自身，还是对和他们的父母来说，这都是一个相当关键的时期。

不同国家对青少年的年龄界定略有不同，但一般而言是将青少年的年龄界定在 12～19 周岁这个区间内。这几乎是人生最好的几年，此时的青少年就像是一株已经准备好茁壮成长的幼苗，需要有合适的土壤和培育方式相配合。土壤好，培育方式好，幼苗就能长成枝繁叶茂的大树；反之，幼苗也可能就停留在弱小状态，甚至无法在社会的风雨之中生存。

要让青少年能够安然度过这个阶段，茁壮成长为家庭乃至社会的栋梁之材，就必须充分了解青少年期的身体、心理，以及社会适应力的发展特点，并针对这些特点开展家庭健康管理。

第一节 青少年的身体发育

人类身体发展的第一高峰阶段是婴幼儿期，第二高峰阶段则是青少年期。在这一时期，青少年身体的巨大变化主要表现在身高、体重、体形以及内脏机能等方面，同时，这也是大脑功能提升的高速时期。

一、青少年身体发育的特点

（一）身高与体重

孩子的身高体重突然快速增长是其进入青少年期最明显的标志。男女孩的生长发育存在一定的差异，男孩发育通常要晚于女孩一到两年。一般女孩在 9～10 岁左右身高体重开始突增，到 11～12 岁左右达到发育速度的最高峰，大概 13 岁之后发育速度慢慢回落。男孩一般在 11～12 岁左右身高体重开始突增，14 岁左右达到发育速度的顶峰，16 岁之后发育速度减缓。身高方面，无论男孩还是女孩，都是在大约 18 岁时达到顶峰。在整个青少年期，男孩每年身高能够增长 7～11 cm，女孩每年身高增长 5～9 cm。到青少年期结束时，男孩的平均身高通常比女孩高 10 cm 左右。体重方面，正常情况下人在青少年期的体重会迅速增加，一般会每年增加 5～6 kg，部分人每年增重可达到 8～10 kg。

（二）肌肉骨骼及脂肪发育

在青少年早期，肌肉组织的发育主要体现为肌纤维的长度变化，而在青少年后期，肌肉组织的发育则更表现为肌纤维的增粗和有力，这时青少年就会显得较之前更为"强壮"。

同时，青少年的骨骼也快速生长。男女孩的胸围、肩宽、臀围都会发生明显的改变。这种改变随性别不同而有很大差异，男孩会形成肩部宽、骨盆窄、胸围大、肌肉发达的体态，而女孩形成了骨盆较宽、肩部较窄、胸围较小、体脂丰满的体态。在脂肪发育上，男孩身体的脂肪比例呈下降趋势，肌肉的比例不断增加，从而展现出阳刚、强健的外表。女孩身体的脂肪比例呈上升趋势，并累积在胸部、背部、臀部等部位，从而展现出丰满、柔和的外表。

（三）性激素与性发育

性发育是青少年发育的重点，表现为性腺分泌增加、性器官逐渐发育成熟和性机能逐渐发育成熟等。

性成熟是由性激素控制的。男女性激素同时存在于两性身体中（雌激素并不专属女性，雄激素也不专属男性），男女孩体内的两性激素只是在量上有所差异。男孩的雄性激素主要由睾丸分泌，这种激素在促进男孩性别特征发育的同时，也促进身高和肌肉的生长，同时，睾丸和肾上腺也会分泌少量的雌激素，与雄激素一同作用，促进男孩的生长发育。女孩的雌激素主要由卵巢分泌，其可促进乳房、子宫、阴道的发育，使女孩的身体呈现出女性特征，并调控女孩的月经周期。同时，女孩的肾上腺也分泌少量的雄激素，这促进了女孩的身高突增及腋毛和阴毛的生长。

医学上把男女性的生殖器官，如女性的卵巢、子宫、阴道，以及男性的阴茎、阴囊、睾丸之特征称为第一性征；而将男女性的附加性成熟特征，如男性的肌肉发达、声音低沉、胡须生长，女性的月经、乳房发育等称为第二性征。

进入青少年期后，男孩的睾丸快速生长，开始产生精子，在 13 岁左右会出现遗精现象，这标志着男孩的性成熟。而女孩在青少年期中卵巢快速发育，卵巢中的卵子陆续成熟，并排出体外，形成了月经。月经初潮是女孩性成熟的标志，一般在 12～15 岁之间出现。从生理功能上说，男孩有了遗精，女孩有了月经，就具备了生育的能力[①]。

（四）大脑发育

过去二十多年的神经科学研究发现，虽然在 10 岁前儿童的脑重已达成人的 95％，此后脑重及容积方面已经没有多大的增长空间，但在大脑的功能方面则仍有很大的完善空间。如果把大脑比做是一部机器，这也就意味着青少年的大脑已经基本配齐了这部机器的零件，但在机器的运行上依旧有不够到位的地方，需要继续调试，才能让整台机器以最佳状态运转起来。而这种"运行不到位"，在现实中就表现为青少年容易出现叛逆冲动、喜怒无常，以及行为成瘾等表现。而从神经科学上来解释，青少年的这些表现是因为大脑顶叶、额叶和边缘系统的发育不成熟所致。

人的大脑里包含有顶叶、额叶、颞叶、枕叶等大脑叶。其中分管视觉和听觉的枕叶和颞叶在青少年期前就已经发育完善。而分管感觉、文字理解、运动和精神活动的顶叶和额叶则发育成熟较晚（其中额叶要到十八九岁之后才能发育成熟）。另外，青少年的大脑边缘系统发育也不成熟，这个边缘系统是感知外界刺激并引发情绪产生的部位，而产生的情绪是要压制还是要发泄则由额叶来决定。正是因为青少年的大脑额叶、顶叶以及边缘系统三部分发育不成熟，所以他们更容易出现情绪两极化、行为控制力差、知错难改、网络成瘾等表现。

另一方面，青少年的记忆力又往往比成年人要强，这与边缘系统中的"海马体"有关，海马体主管人的记忆功能，青少年的海马体活

---

① 桑标．儿童发展［M］．上海：华东师范大学出版社，2014.

跃程度高于成年人，所以记忆力更强。

研究表明，青少年的情绪、行为除了会受到以上所说的生理发育层面的影响之外，还会受环境的影响。青少年无论是在学校学习知识，还是在家庭及社会中参与实践，都在不断地接受环境刺激，这使得他们大脑的神经连接更紧密，进而影响到了他们的情绪与行为。

二、青少年身体发育的影响因素

（一）遗传因素

一个人的外貌、体型等均受遗传影响。环境则对遗传因素的发挥程度有很大影响。这里的环境是一个大概念，包括营养、运动、家庭养育方式等等方面。好的生长环境会激发一个人所获得的遗传生长潜能，差的生长环境则相反。简言之，遗传和环境的双重作用决定了青少年的生长发育程度。

此外，就身高这一具体特征而言，研究表明，母亲对后代身高的影响要高于父亲。女孩的身高受遗传的影响更大，男孩的身高受外在条件，如营养、运动等因素的影响更大。[①]

（二）营养因素

营养是青少年生长发育的物质基础，也是青少年增进健康、改善体质的重要因素。青少年进食除了补充生活与学习过程中的能量消耗外，还要满足正常生长发育的能量需要。所以，青少年在对食品总热量和具体营养素结构的需求上，是和成年人是有区别的。

合理安排营养有助于促进青少年良好发育并减少疾病，营养不良则会导致青少年体格发育障碍和智力发育落后，以及降低其对传染病

---

① 桑标．儿童发展［M］．上海：华东师范大学出版社，2014．

的抵抗力，造成其特异性免疫功能障碍，甚至引起青少年传染病高发。

（三）体育锻炼

体育锻炼能够对青少年的身体发育起到良性影响。首先，户外阳光有利于人体合成维生素 D，再结合运动对骨骼的刺激，可促进骨骼的增长。其次，体育锻炼可促进肌纤维的增粗，增加肌肉的收缩力和力量，使得个体更加强壮。再次，在体育锻炼时，人的心血管系统和呼吸系统的工作强度加大，这有利于内脏器官的发育。

（四）睡眠因素

人的一生中有三分之一在睡眠中度过，睡眠对所有年龄段的人都很重要。青少年期是个体生长发育的第二次飞跃，充足的睡眠对青少年身体和脑的发育至关重要。充足的睡眠不仅能让个体恢复精力，同时也有助于身高的增长以及免疫力的提高。相反，如果睡眠不足，则会影响青少年生长激素的生产和释放，导致青少年生长发育迟缓。睡眠不足的青少年容易疲惫，常产生食欲下降、精神萎靡、头痛等不适，他们的专注力和记忆力也会下降，这又进一步导致了青少年学习成绩的下降。

第二节　青少年身体健康管理

从青少年身体发育的特点可以看出，青少年身体健康管理具有该群体的特异性。均衡营养、充足睡眠、适当运动构成一个健康生活的三角形。青少年的生长发育受到先天遗传因素和后天环境的双重作用影响。营养是生长发育的基础，运动是生长发育的源泉，而充足的睡眠则是生长发育的保障。因此，也可从这三个方面来对青少年的健康开展管理，以保证他们在身体、心理及社会适应方面得到全面发展。

一、营养管理

（一）营养素摄入管理

营养是人体生长发育的物质基础，青少年发育的高速度及性发育，使得他们对营养的需求有异于其他人群。青少年的营养摄入首先要保证充足的能量，以确保其生长发育和体力活动的总能量需求。其次是要摄入优质的蛋白质，以确保其肌肉功能的充分发挥。此外，要保证铁、钙等矿物质和各种维生素的全面补充，以确保其身体特别是骨骼的生长发育。

1. 蛋白质

处于生长阶段的青少年若摄入蛋白质不足，会导致个体生长迟缓、低体重、免疫功能下降；若摄入蛋白质过多，则会导致尿钙排泄增多、肝肾负担过重等。

鱼、禽、肉、蛋、奶等动物性食物以及大豆制品，是优质蛋白质的良好来源。青少年摄入的优质蛋白质应占膳食总蛋白的50%左右。青少年尤其应增加豆制品的摄入，最好能保证每天摄入20～25 g的豆制品。

2. 脂肪

青少年脂肪摄入过低会导致必需脂肪酸的缺乏。其中，不饱和脂肪酸中的DHA能够促进大脑及认知发育，所以建议青少年摄入富含DHA的海鱼。

反式脂肪酸对青少年的生长及心血管系统损害较大，建议其供能比应小于1%。具体而言，可减少摄入含氢化植物油的加工食品，如威化饼干、奶油面包、奶油派、夹心饼干等。

3. 碳水化合物

青少年碳水化合物推荐摄入量应占膳食总能量的50%～65%。碳水化合物来源应以米面为主。在保证摄入量的基础上，应控制含糖饮料、甜点等的摄入。

碳水化合物中的膳食纤维对青少年有显著的健康益处，例如可降低便秘、超重、肥胖、糖尿病等的发生风险。但青少年的膳食纤维摄入量可略低于成人。谷类、薯类、豆类、水果、蔬菜是膳食纤维的主要来源。

4. 维生素

维生素A、维生素C、维生素D是青少年比较容易缺乏的主要维生素。青少年需要充足的维生素A保持人体黏膜完整和维护视力健康，以及维持免疫功能。维生素D的日常食物来源极为有限，其主要依靠皮肤经过适当的日光紫外线照射后合成，所以青少年应保证每日一小时左右的户外活动，在不能进行足够户外活动或日光不充足的季节，可进食维生素D强化食品或使用相应补充剂。维生素C具有抗氧化作用，在铁的利用和叶酸还原等方面发挥重要作用。维生素C的主要来源是新鲜的蔬菜和水果。

5. 矿物质

与青少年生长发育关系比较密切且容易缺乏的矿物质主要包括钙、铁和锌。铁主要参与人体对氧的运输和利用，青少年在生长发育期对铁的需要量增加。铁缺乏可以引起贫血，以及身体耐力、免疫和抗感染能力、学习能力的降低，甚至导致生长迟缓。动物血、动物肝脏、大豆、黑木耳、芝麻酱中含铁丰富，畜肉也是铁的良好来源。锌对青少年机体生长、智力发育、免疫功能、物质代谢和生殖功能健康均具有重要的作用。青少年锌缺乏的具体表现包括味觉障碍，偏食、厌食或异食，生长迟缓，性发育或功能障碍，免疫功能低下等。动植物性的食物中都含有锌，贝壳类海产品、畜肉类、动物内脏等都是锌的良好来源。

6. 水

饮水不足或人体水分丢失过多，均可以引起体内失水。失水量占体重2%时人就会感到口渴，并出现尿少、体能下降、生理应激增加等反应。长期水摄入不足也会影响青少年的认知和体能。水的需要量主要受代谢、性别、年龄、身体活动、温度、膳食等因素影响，不仅个体差异较大，同一个体在不同环境和生理条件下也有差异。

（二）日常膳食管理

1. 食物多样，谷类为主

青少年均衡膳食的基础是"食物多样，谷类为主"。

食物多样即食物要种类多样、颜色丰富、做法多变。其中，食物原料的种类多样是首要原则。青少年每天摄入的食物应包括谷薯类、蔬菜水果类、畜禽鱼蛋、奶类、豆类、坚果类等。同类食物之间可以进行调整或互换，但食物的摄入种类要达到平均每天12种以上，每周25种以上。此外，食物摄入应以谷薯类为主，即青少年食用谷薯类食物所获得的能量要达到膳食总能量的一半以上。最后，还要保证摄入适量的粗杂粮和全谷类食物。

2. 蔬菜水果不可少

蔬菜和水果摄入不足会导致人体出现维生素缺乏、肠蠕动减弱、便秘、肥胖等问题，进而使人更容易患高血压、冠心病、肿瘤等疾病，所以新鲜蔬菜水果是青少年营养膳食的重要组成部分。

我国青少年的蔬菜水果摄入量普遍低于推荐量，尤其是新鲜水果摄入量更是不足。为保证青少年的身体健康，建议青少年每天摄入 3 种以上，总重量为 $300 \sim 500$ g 的新鲜蔬菜水果，并且要做到餐餐吃蔬菜，日日吃水果。

3. 鱼、禽、蛋、瘦肉要适量

因生长发育和学习所致高脑力消耗的需要，鱼、禽、蛋和瘦肉这些优质蛋白质对青少年来说必不可少，同时脂类、脂溶性维生素、B 族维生素和矿物质也是青少年均衡膳食的重要组成部分。

为避免青少年超重和肥胖的发生，青少年日常膳食荤菜的摄入应首选鱼、虾等水产品，其次是鸡、鸭等禽类，最后才是猪、牛、羊等畜类。同时，还要注意少吃或不吃肥肉及腌肉、腊肉。

为满足青少年的维生素 A 等微量营养素需要，每周可以吃一次动物肝脏。

4. 每天都要吃奶类

奶及奶制品既是人们膳食中钙的主要来源之一，也是优质蛋白质、维生素 D 和维生素 B_2 的重要来源之一。处于生长发育期的青少年每天要确保摄入足量的奶或奶制品，具体可以选择牛奶、酸奶、奶酪、奶粉等互相搭配。

人体对钙的吸收需要维生素 D 的参与，因此在保证足量补钙的同时，还要鼓励青少年经常进行户外活动，在防晒的前提下接受适当的阳光照射，以促进人体维生素 D 的合成和钙的吸收利用。

5. 常吃豆类和坚果

除了鱼、禽、蛋和瘦肉等动物性食品之外，大豆及其制品也富含优质蛋白质，而坚果则富含不饱和脂肪酸和矿物质。为保证植物优质蛋白质及不饱和脂肪酸和矿物质的摄入，青少年要常吃适量的坚果、豆类及其制品。其中，坚果的摄入量，以果仁计算，每周为 50 g 左右即可。

6. 少盐、少油、少糖

长期摄入高盐高糖会增加高血压、糖尿病的发病风险。所以，要培养青少年的清淡口味，将每天食盐的摄入量控制在 6 g 以内，糖的摄入量控制在 50 g 以内。青少年应尽量不吃腌制食品，不喝含糖高的饮料。此外，家庭烹调中要适当控制烹调油和动物脂肪的用量，尽量将青少年每天摄入的烹调油量控制在 30 g 以内。

二、运动管理

青少年身体正处于生长发育的关键时期，新陈代谢旺盛，身体各组织器官的结构及功能都具有很大的发育潜力和可塑性。运动能促进身体组织和器官功能的完善与发挥。合适的运动不仅可以增强青少年的心肺能力，还有助于消耗皮下脂肪，增加瘦体重，使青少年的身体能够协调均称地发育。青少年的力量增长与运动强度密切相关，较高强度的运动能够在 6 周或 6 周内增强处于青少年前期的孩子的力量[1]。对于青少年而言，通常的运动训练包括耐力训练、力量训练和柔韧性训练等。

---

[1] ［美］马克·瑞比托，安迪·贝克. 力量训练计划［M］. 王龙飞，译. 北京：北京科学技术出版社，2018.

（一）耐力训练

耐力涉及肌耐力和心肺耐力，肌耐力是指肌肉在一段时间内连续收缩产生力的能力，心肺耐力则是指心脏、肺部和肌肉协同工作，持续进行身体活动的能力。一个人的心肺耐力越好，身体持续活动的能力就越强。例如，跑步者的心肺耐力越好，能跑的时间就越长。医学上也常用心肺耐力指标来检测一个人心肺系统的运作效率，进而评估一个人的健康状况。

增强心肺耐力对个体的整体健康有积极作用。没有严重心肺疾病的人可以通过定期运动来增强心肺耐力，其中，跳绳和跑步是最常见的心肺耐力训练方式。

（二）力量训练

力量训练的直接好处是带来肌肉生长，提升肌肉力量；间接好处是在力量训练后人体的生长激素和睾酮会大量分泌。生长激素能促进人体多种组织的生长，睾酮除了刺激肌肉生长外，还能改善骨密度，因此力量训练是强健身体不可或缺的锻炼手段。

力量训练又分为无负重力量训练和负重力量训练。前者包括俯卧撑、引体向上等；后者包括举重、深蹲杠铃等。无负重力量训练一般可自行进行，负重力量训练则要在专业教练的指导下进行，以免负重不科学影响锻炼效果，或给青少年带来身体伤害。

（三）柔韧性训练

青少年没有儿童那么活泼好动，以自然活动方式锻炼柔韧性的机会日益减少，因此需要进行专门的柔韧性训练。青少年柔韧性训练的目的是增强韧带和肌肉的伸展能力，加大关节活动范围。青少年的柔韧性训练一般包括三个阶段：热身阶段、增加活动度练习阶段和整理放松阶段。适合青少年的柔韧性运动有广播体操、拉伸（包括静力拉伸、踝关节及膝关节拉伸）等。

多项研究表明，运动能使骨骼增粗增长，肌肉纤维增粗，反应更加准确和灵敏。运动对身体形态、生理机能和素质指标都能产生良好的影响。通过长期坚持以上三大类运动，青少年将会发现他们在一些运动项目中的特定能力如跑步时的协调性和敏捷性，武术比赛中的速度和协调性，足球赛中的耐力和速度等有所提高。因此，专家建议青少年每天中等及以上强度运动累计时间达到 1 小时以上，具体的运动项目可结合学习要求和自身爱好而确定。

三、睡眠管理

如前述，睡眠对人类生理及心理机能的方方面面都有着重要作用，良好的睡眠能够提升学习效率和记忆力。青少年正处于脑发育和用脑的高峰期，所以更需要充足的睡眠。研究表明，青少年需要 9 个小时以上的睡眠才能保持日间清醒并在学业上有好的表现，而睡眠不足会导致抑郁、焦虑、学校表现不佳、精神涣散、认知及运动反应较慢、判断错误、动力减少、事故风险增加等后果。严重睡眠不足甚至可能导致机体免疫功能失调和生长发育迟缓。

《2019 中国青少年儿童睡眠白皮书》显示，62.9%的中国青少年睡眠不足 8 小时，影响青少年睡眠的原因首先是学习任务，其次是电子产品。所以，做好睡眠管理，保证青少年的睡眠时长和睡眠质量至关重要。

下面介绍一种 90 分钟睡眠周期法[①]，以为青少年进行睡眠管理提供借鉴。

---

① ［美］弗朗西斯·詹森，艾米·艾利斯·纳特. 青春期的烦"脑"：写给家长的青少年生存成长指南［M］. 王佳艺，译. 北京：北京联合出版公司，2017.

（一）90 分钟睡眠周期法

如前所述，睡眠周期是指睡眠的生物节律，由非快速眼动睡眠期（包括入睡期、浅睡期、熟睡期、深睡期）和快速眼动睡眠期组成。完成一个睡眠周期需要 90 分钟左右，一般人每夜通常会经历 4 到 6 个睡眠周期，4 个周期就是 6 小时，5 个周期就是 7.5 小时，6 个周期就是 9 小时。虽说个体对睡眠时长需求的差异高达 3 个小时，但需求通常都是以整周期计算的，就是要么 6 小时，要么 7.5 小时，要么 9 小时。对于那些只需要 4 个睡眠周期的人而言，睡 4 个半周期就浪费了 45 分钟。而对于那些需要 5 个睡眠周期（7.5 小时）的人而言，睡 7 小时就没有睡足。因此，要想提高睡眠质量，又想尽量不把时间浪费在睡眠上，则可以采用 90 分钟睡眠周期法来管理睡眠。

90 分钟睡眠周期法的具体实施步骤是：

1. 让孩子晚上 10：00 入睡，早上 7 点醒来。这样孩子的总睡眠时间就是 9 个小时（6 个睡眠周期）。如果孩子第二天的精神状态良好，那就说明 9 个小时能够满足孩子的睡眠需求，那就没有必要再延长睡眠时间。

2. 让孩子晚上 11：30 入睡，早上 7 点醒来。这样孩子的总睡眠时间就是 7.5 个小时（5 个睡眠周期）。如果孩子第二天的精神状态不佳，那就说明 7.5 个小时的睡眠时长不能满足孩子的要求，那第二天就让孩子提前入睡，或推后起床，再看孩子的精神状态。

3. 如此重复观察一周左右的时间，就能找到适合孩子的睡眠周期模式。以后以此周期模式为基准，让孩子获得充足的睡眠。

（二）睡前不用电子设备

当前很多青少年都有自己的智能手机或其他电子设备，有的家长为缓解孩子白天的学习疲劳，会允许孩子在睡前使用电子设备上网或阅读书籍，殊不知孩子的睡眠会被电子产品所干扰。研究显示，相比睡前阅读纸质书籍而言，睡前用电子设备阅读的人夜间睡眠质量更差。究其原因，是因为电子设备发出的蓝光会抑制人体内诱导自然睡眠的褪黑素的分泌，进而扰乱人体生物钟的节律，导致睡眠质量下降。此外，长期过度暴露于在人工光线之下还会导致癌症、肥胖、糖尿病等疾病的风险上升[①]。

（三）养成午睡的习惯

对于脑力劳动强度较高且又处于生长发育期的青少年来说，最好能养成午睡的习惯。适当的午睡可以缓解人的疲劳感，使其在下午的心情更好，学习状态更佳。研究发现，在保证夜间充足睡眠的基础上，午睡 30 分钟对午后身心状态的恢复效果很好。但午睡不能替代夜间睡眠，也不能完全补偿夜间的睡眠不足，所以青少年首先还是要保证充足的夜间睡眠。

---

① 钱丽欣. 身体教育学［M］. 上海：华东师范大学出版社，2019.

第三节　青少年心理健康与社会适应管理

　　青少年不仅处在生理发育的高峰期，而且也处在心理发育的高峰期。在这个阶段，青少年的记忆力、情绪、意志力、性心理等方面都有非常明显的发展。如果能够顺利度过这个阶段，青少年就会成长成为一个心理健康的成年人，反之，青少年就可能出现身体、学习及社会交往上的问题，并为后期进入成年期埋下危机。

　　目前，在世界范围内有相当一部分的青少年有心理健康问题。一个人如果出现了心理健康问题，不仅会对其个人健康和发展产生影响，还可能会对他人和社会造成负面结果。当前诸如青少年物质滥用（抽烟、酗酒、吸毒）、青春期妊娠、辍学等许多问题，很大程度上都是由于青少年心理健康出现问题而导致的。

　　影响青少年心理健康发展的因素很多，包括个人、家庭、社会（含学校）等，其中，家庭和学校是青少年成长时期最重要的生活场所。而亲子关系、同伴关系和师生关系则一起构成了青少年最重要的三大社会关系，其中，前两种关系对青少年的心理和社会适应发展尤为重要。

一、青少年心理与社会适应发展的特点

（一）智力发展进入高峰

　　在进入青春期后，青少年的智力发生显著提升，这是与青少年大

脑的逐渐成熟以及社会实践活动的增加密切相关的。这个时期青少年的逻辑和抽象思维能力逐步提高，能够通过抽象、概括、推理、判断等来综合分析并反映事物的内外关联，所以可以学习抽象的数学等学科知识。此外，青少年思维的独立性、批判性和创造性都有了显著的提高，表现为他们爱用批判的眼光来看待周围的世界和事物，喜欢质疑和争论。

（二）自我意识逐渐完善

自我意识是个体对自己身心活动的认识和态度，具体包括个体对自身的生理状况、心理特征（如兴趣、能力、气质、性格等），以及自身与周围事物（包括他人）关系的认识和评价。进入青春期后，个体的自我意识会发生极大的飞跃，表现为能自觉地评价别人和自己，这也是个体自我意识逐渐完善的表现。但在评价自己时，个体只能在同他人对照和比较的条件下实现。同时，在评价自己和他人时，个体的观点往往不够稳定，并带有主观片面性。

（三）心理活动具有两极性

青少年的情绪、意志力与人际关系等方面发展呈现出典型的两极性。情绪上时而外显，时而内隐；意志力时而坚毅，时而颓废；在人际关系上时而主动，时而被动。青少年非常希望自己的才能、人格、学习表现等方面都能得到别人的尊重，但这种自尊感容易走极端。当自尊得到满足时，他们往往容易得意忘形；当自尊得不到满足时，他们容易妄自菲薄，自暴自弃。

（四）自我同一性的发展是重点

"自我同一性"即自己"已经是谁，想成为谁和应该成为谁"的意识。青少年期的一个核心问题是自我同一性的发展，它将为其成人期奠定坚实的基础。在这个阶段，青少年如果不能形成自我同一性，不能明确地意识到自己是谁，今后怎么发展，则会产生角色混乱。

（五）性意识开始觉醒

随着性生理功能的成熟，青少年的性意识也开始觉醒。具体表现于对性知识的强烈兴趣，关注自我形象，对异性产生爱慕心理，对爱情有了向往，出现性幻想与性欲望，产生性冲动以及自慰行为等。

二、青少年心理及社会适应发展的影响因素

青少年主要的活动场所是家庭和学校，涉及到的人际关系主要是亲子关系和同伴关系两大类。这两大关系也是他们心理健康发展与社会化的主要影响因素。

（一）家庭关系

家庭教养在家庭生活中发生，以亲子关系为中心，以培养社会需要的人为目的。对于中学生而言，家庭教养方式是影响其心理与社会发展的关键因素。积极的教养方式有利于青少年形成健康的心理，消极甚至错误的教养方式不利于青少年健康心理的养成。对于青少年，如果家长采取民主、尊重、支持的积极教养方式对待他们，就会促成他们自信、独立、乐观的心理。反之，如果家长较少给予青少年支持和鼓励，孩子犯错误时就给予严厉的处罚，孩子提出合理要求时却反馈以无理拒绝，并对孩子的所有事情横加干涉，就易使青少年产生自卑感、无助感和敌对情绪。另外，家长在日常生活中将青少年当作一个成人看待，积极带领他们参加亲戚、朋友的各种社交活动，这也是积极的教养方式。这种方式可以促进青少年的人际交往，培养他们良好的社会适应能力。

（二）同伴关系

家庭和同伴是青少年社会化的两大主要影响因素。对幼儿来说，家庭是营养、教育和心理健康培养的提供方，但随着年龄增长，人会开始寻求独立，因此家庭对其的影响渐渐减弱。到青少年阶段，因为其日常活动很大程度上是在学校中进行，以学校为基础的同伴关系会逐渐追近甚至取代家庭关系，成为青少年社会化的一大来源。"近朱者赤，近墨者黑""物以类聚，人以群分"这些说法可以很好地用来描述社会关系对青少年的影响。青少年们通常选择与他们志趣相投的同龄人作为朋友，进而完善其自身的情绪、情感、意志力和自我同一性，并对其自身的人生坐标进行定位。所以，青少年期的同伴关系，是其确认自我价值并完善自身的过程，也是其心理发展成熟程度的体现。

青少年的心理发展和社会发展相互依存，相互促进。研究表明，建立了亲密和支持性友谊的青少年往往有着较高的自尊心，更能理解他人的感情，并且在同龄人中更受欢迎。在学校，他们表现得更出色，成绩更好，并且在智商测试中得分更高。

三、青少年心理健康与社会适应管理如何实施

（一）建立良好的家庭教养方式

家庭是孩子的栖息地，其内部的一切都无形地影响着孩子的健康成长。研究表明，家庭是青少年偏差行为的主要影响因素。家庭教养方式对儿童的发展影响有情绪传导作用、性格形成作用和行为规范作用，进而对孩子的社会化起到了关键作用。

家庭是青少年健康管理的主要发生地，家长是青少年健康管理的主要执行人。尽管青春期的孩子往往内心比较敏感和叛逆，有些甚至会回避与家长的交流，但如果家长能够采用合适的家庭教养方式，就

能抓住与孩子互动和交流的时机，就能有更多的机会发现其心理健康问题的蛛丝马迹。相反，如果父母忙于事业而无暇与子女沟通，或者因夫妻关系不和很少关心子女的情感和心理需求，就容易忽略孩子的不健康心理表现。

（二）营造良好的家庭氛围

家庭也是孩子体验现实和观察生活的主要场所之一，对孩子的行为习惯养成有着不可替代的影响作用。人的心理活动在一定的心理生活空间之中进行，良好的心理生活空间让青少年感到平等、温暖和被理解。所以，家长应努力营造良好的家庭氛围，以利于青少年的身心发展。此外，鉴于青少年两极化的心理特点，家长应学会倾听，既要听孩子"说"了什么，还要听孩子语言中包含的"感觉"和没声音的"话语"。家长不仅要倾听，还要告知孩子下一步应如何做或如何想。

第四节　青少年常见健康问题的家庭管理

青少年常见的营养性健康问题有缺铁性贫血、维生素 A 缺乏、维生素 D 缺乏，以及超重与肥胖。此外，因青少年的主要任务是学习，一天里大部分时间在用眼看近处，且处于静坐姿势，所以很容易发生近视和脊柱侧弯。

为了青少年能够有一个健康的身体，有必要做好几个比较容易出现的健康问题的家庭管理。

一、缺铁性贫血

近些年来，随着我国居民生活水平的提高，青少年贫血的发病率明显下降，但目前仍有一定的发病率。其中，缺铁性贫血是青少年贫血最常见的类型。

缺铁性贫血可以通过在医院进行血常规规检查检出。当青少年被诊断为缺铁性贫血后，一般还会进一步接受血清铁蛋白、转铁蛋白受体水平等生化指标的检查，以便医生了解其缺铁性贫血的具体情况。

青少年患有缺铁性贫血时，会出现心慌、气短、容易疲乏、精力不集中等症状，此外还会有脸色比较苍白，嘴唇不够红润，抗感染能力和抗寒能力下降等表现。缺铁性贫血还会导致青少年生长发育迟缓，学习和运动能力下降等。事实上，我国青少年膳食中铁的摄入量往往超过推荐量（他们往往充分甚至过多食用了动物血、肝、瘦肉等含铁丰富的食物），该类人群之所以发生缺铁性贫血，很多是因为其自身对铁的吸收不良所致。对于该类人群而言，每天摄入一定量富含维生素 C 的蔬菜水果（维生素 C 可促进人体对铁的吸收）往往可改善贫血症状。当然，如果已经发生了缺血性贫血，除了在饮食上要同时保证足量含铁食物和含维生素 C 食物的摄入之外，还应该及时就医，接受专业的治疗。

二、超重与肥胖

超重和肥胖均属因营养过剩导致的营养性健康问题。

超重和肥胖是两个概念。超重是指体内脂肪积累过多，可能造成健康损害的一种前肥胖状态。肥胖则是指由多因素引起的，因能量摄入超过能量消耗，导致体内脂肪积累过多而达到危害健康程度的一种慢性代谢性疾病。

判断一个人是正常还是超重或肥胖，并不是通过体重的绝对值判断，而是通过一个称为体重指数（BMI）的指标判断。BMI 的计算方法是用体重（kg）除以身高的平方（m^2）。例如，计算体重 45.5 kg，身高 138.5 cm 的人的 BMI，就要用 45.5 除以 1.385 的平方 1.92，其结果为 23.7（kg/m^2）。

在判断标准上，对青少年的指标评判应以国家在 2018 年发布的《学龄儿童青少年超重与肥胖筛查》行业标准为准。该标准以年龄为界（半岁一档），对男女性青少年分别提供了超重和肥胖的 BMI 界值。若青少年的 BMI 大于或等于相应组别超重界值且小于肥胖界值点，则为超重；若青少年的 BMI 大于或等于相应组别肥胖界值，则为肥胖。例如，该标准中 11 岁男孩的超重界值为 19.9，肥胖界值为 23，则如有一男孩测得 PMI 为 20，其人超重；测得 PMI 为 23，其人肥胖。

在根据上述标准进行测定时，要注意身高在测量时以厘米（cm）为单位，计算 BMI 时则转为米（m），均保留一位小数；年龄以半岁为单位，一律使用实足年龄（计算方法为调查日期减去出生日期）。

2015 年我国 13～17 岁青少年的超重率、肥胖率分别为 10.8%、11.9%。其中，男生高于女生，城市高于农村，整体明显高于十年前的水平[①]。肥胖对青少年健康的危害很大，可以影响人体多个系统的功能和运动能力，增加成年后患心血管疾病、高血压、糖尿病和癌症的危险。

体重控制的手段首要是"管住嘴，迈开腿"，这样可以通过摄入和消耗双管齐下，制造能量缺口来达成体重控制之目的。

超重或肥胖青少年都要在保证正常生长发育的前提下适当减少总能量的摄入，进餐要定时定点，进餐时要细嚼慢咽，不要暴饮暴食。此外，要减少高脂肪食物的摄入，还要养成饮用白开水的习惯，避免零食和含糖饮料。青少年膳食应尽量用煮、蒸、炖、氽等方式来加工，少用煎、炸方式加工。

在运动方面，青少年应逐步提高身体活动的频率和强度，做到运动生活化，减少静态活动，如长时间坐着写作业和打游戏等。国家卫健委在 2020 年发布的《儿童青少年肥胖防控实施方案》中要求中小学生每天在校内中等及以上强度身体活动时间达到 1 小时以上，保证每周至少 3 小时高强度身体活动，进行肌肉力量练习和强健骨骼练习。青少年应照此执行。

青少年如果因超重或肥胖而出现了其他健康问题，如糖尿病、社交障碍等，应找专科医生进行治疗。

三、维生素 A、维生素 D 缺乏

（一）维生素 A 缺乏

维生素 A 号称"眼睛维生素"，是眼睛发育不可或缺的营养物质。

---

① 苑立新. 中国儿童发展报告（2020）［M］. 北京：社会科学文献出版社，2020.

此外，维生素 A 缺乏还可能导致儿童青少年免疫功能下降、生长迟缓、贫血、腹泻、皮肤过敏等问题。儿童和低年龄青少年是维生素 A 缺乏的高危人群。所以，要为儿童青少年摄入富含维生素 A 的食物创造条件，并鼓励他们养成长期摄入动物肝脏、牛奶、蛋黄、深绿色叶菜、胡萝卜、芒果及其他橙黄色蔬菜水果的习惯。必要时也可在医生的指导下服用维生素 A 制剂。

（二）维生素 D 缺乏

当前，我国 6～17 岁人群的维生素 D 缺乏现象仍不少见。同时，我国青少年膳食钙的摄入量普遍较低。维生素 D 的作用是促进钙质的吸收，青少年是骨骼发育的高峰时期，低维生素 D 或低钙都会对青少年的骨骼健康产生不利影响。

为避免青少年低维生素 D 或低钙的发生，要鼓励青少年多吃含钙丰富的食物，如牛奶、虾皮、芝麻、豆制品等；多吃维生素 D 含量丰富的食物，如海鱼、动物肝脏、蛋黄等。同时，一定要多进行户外活动，不要怕晒太阳，而是要在做适当防晒的基础上多晒太阳。对于维生素 D 缺乏的青少年，必要时应在医生指导下口服维生素 D 补充剂，并及时监测其相应血液指标。

四、近视

我国目前 14 亿人口中，近视人数有 6 亿左右。未成年人更是近视的高发群体，其中小学生 40％左右有近视，初中生 70％有近视，高中生近视率更是高达 80％以上。[①]

---

① 陈庆丰. 爸妈有远见孩子不近视 ［M］. 北京：人民卫生出版社，2019.

（一）人的眼睛为什么能看清东西

眼睛是光的感觉器官，是人与外界联系的信息接收器之一。眼睛很像照相机，角膜和晶状体相当于照相机的镜头，能够聚焦，眼内的视网膜相当于胶卷底片，物体能够在它上面成像。外界景物发出或反射的光线，经过角膜、晶状体等聚焦后投影到视网膜上，就显出景物的影像。视网膜的感光细胞将影像变成讯息，通过视神经传递给大脑，经过大脑皮层的综合分析后产生视觉，人就看清了外在的景物。

（二）近视眼为什么看不清东西

视力正常时，眼的屈光力和眼球前后轴的长度互相匹配，外界光线的焦点能准确落在视网膜上。视力不正常时，这二者无法匹配，外界光线进入眼睛后会聚焦在视网膜之前或之后，而不是视网膜上，所以不能形成清晰的像。

（三）青少年近视的原因

研究证实，当父母有高度近视时，孩子的近视发生率相对更高，所以遗传是青少年近视的重要影响因素。除了遗传之外，用眼不科学及营养素缺乏也是造成近视的两个重要因素，这两个因素导致的近视可以通过人工干预达到缓解甚至消除。

1. 不科学的用眼方式

（1）用眼距离过近：青少年近视眼以长期用眼距离过近引发者为多见。正常阅读距离应是 30～35 cm。

（2）用眼时间过长：有的孩子看书、写字、做作业、看电视等连续三四个小时不休息。这会使得眼内外肌肉长期处于疲劳状态，导致其调节能力下降。

（3）照明光线过强或过暗：太强的光线（如太阳光、舞台镁光等）照射在书本上时，会发生强烈反射，在引起阅读者不适感的同时，还会使阅读者难以看清字体。光线过弱时，人又不能清晰地看清字体，此时阅读者会不自觉地将头向前凑近书本，使得阅读距离过短。以上两种情况均会使人眼处于过度调节状态，如果持续时间过长，就会导致近视。

（4）在行车上或走路时看书：有的孩子为了充分利用时间，有边走路边看书或在行动的车厢里看书的习惯。在车厢震动或身体摇动时，人眼无法与书本保持恒定距离，此时如果再加上光线过强或过弱，就会加重眼睛调节的负担，经常如此就可能引起近视。

（5）躺着看书：躺在床上看书也是一种坏习惯。因为正常人双眼的聚焦能力是一样的，看书时双眼保持水平状态，可保持双眼与书本的距离一致，这样眼睛就不容易疲劳。如果躺着看书，两眼与书本距离通常会不一致，这会使得双眼的对焦距离不同，进而造成两眼内外肌肉调节情况的不一致，时间久了就会造成眼部疾病。

2. 营养因素

（1）蛋白质：眼睛组织的更新离不开蛋白质。蛋白质长期处于缺乏状态会引起眼睛功能衰退，视力下降，并发生各种眼疾甚至失明。所以，从视力保护的角度而言，青少年应摄入充足的优质蛋白质。

（2）硒元素：硒对视觉器官保持功能极为重要。眼部肌肉的收缩，瞳孔的扩大和缩小，眼辨色力的正常均需要硒的参与。硒也是机体内部谷胱甘肽过氧化酶的重要成分之一，而这种物质能清除人体内（包括眼睛）的过氧化物和自由基，使眼睛免受损害。因此，青少年日常膳食中应注意硒的补充，食用动物肝脏、瘦肉、玉米、洋葱、大蒜、牡蛎、海鱼、淡菜等都可提高硒的摄入。

（3）维生素 A：维生素 A 直接参与视网膜内视紫红质的形成。维生素 A 还具有保障眼睛角膜润泽不干燥的作用。若缺乏维生素 A，泪腺上皮细胞组织会受损而停止分泌泪液，会引起干眼症。此外，胡萝卜素是一种维生素 A 生成的基础。因此，青少年应多摄入动物肝脏、牛奶、蛋黄等富含维生素 A 的食物，以及胡萝卜、南瓜、西红柿、绿色蔬菜等富含胡萝卜素的食品。

（四）青少年为什么更容易近视

人眼是通过不断对焦（睫状肌进行相应舒张或收缩）来看清远近物体的。青少年眼睛的调节力很强，当书本与眼睛的距离达 7～10 cm 时仍能看清物体，所以当处在这样的近距离看书写字时，青少年自己并未感觉有什么不适。但如果经常这样看书写字，睫状肌持续处于收缩状态，就会引起调节紧张或调节痉挛，调节紧张或调节痉挛如果持续时间过长，睫状肌就会逐步丧失舒张能力，使得眼睛只能聚焦到近处的物体，而无法聚焦到远处，这就产生了人们平时所说的"假性近视"。

真性近视又称轴性近视，是指由于先天遗传或后天不科学用眼等因素，使得眼球前后径（眼轴）变长，导致平行光线入射眼球后，焦点落在视网膜前而不能清晰成像的近视。

简言之，假性近视是功能性的，可以通过改变不良的用眼习惯、肌肉放松及药物治疗来得到恢复。而真性近视则已经造成了眼轴的器质性改变，是不可逆的。

因此，对于青少年而言，第一要有针对性地预防近视发生；第二如果已经发生近视，最好在假性近视期间及时纠正；第三，如果已经发生真性近视，就只能采用其他方法来进行视力矫正。

（五）近视如何治疗

目前主流的近视治疗方法有三种，分别是框架眼镜、角膜塑形镜和激光准分子手术。

1. 框架眼镜

对于眼睛仍处于发育和完善阶段的青少年而言，配戴框架眼镜是矫正近视的一种最普遍的方法。相比其他矫正近视的方法，框架眼镜相对更加安全和经济，而且，可以根据屈光度的多少随时、方便地更换镜片。

2. 角膜塑形镜

角膜塑形镜属医疗器械，其验配需要到正规医疗机构，在专业眼科医师的指导下进行。相对于框架眼镜来说，它在矫正视力的同时延缓了近视的发展，但对用眼卫生和摘取护理的要求较高，费用也比较昂贵。

3. 激光手术

近视激光手术是通过对角膜进行切割，让角膜变得更薄，从而起到矫正近视的效果。这种方法只适合 18 岁以上的近视患者，而且费用较高，风险较大，也存在一定的后遗症。

以上三种方法中，除了框架眼镜之外，另外两种方法都有一定的适应症要求，家长可以根据孩子的眼睛条件和家庭经济条件，在正规医院进行系统检查和咨询后，再采取合适的方式来矫正孩子的近视。

国家对于儿童青少年的近视问题非常重视，2021 年 2 月，国家发布了强制性国家标准《儿童青少年学习用品近视防控卫生要求》，该标准自 2022 年 3 月 1 日起正式实施。该标准对教科书、教辅材料、试卷、课业薄册、学习用杂志、报纸及其他印刷品、出版物等儿童青少年学习用品的卫生要求及检测方法进行了明确规定。家长更要在国家政策及措施的基础上，从用眼习惯和营养上来预防和矫正孩子的近视。

五、脊柱侧弯

除了近视外，脊柱侧弯也是一个值得人们注意的青少年普遍问题。事实上，我国青少年有不低的脊柱侧弯发病率，只是这个病不像近视那样"显而易见"，所以往往不为家长所重视。

（一）什么是脊柱侧弯

脊柱侧弯就是以脊柱某一段持久地偏离身体中线，使脊柱向侧方凸出成弧形或"S"形为主要表现的一种疾病。

在这种疾病中，脊柱的一个或者数个节段在冠状面（左右方向）上偏离身体中线，向侧方弯曲，形成一个带有弧度的脊柱畸形，通常还伴有某个或者某几个节段的旋转或前后移位等。

因为青少年脊柱生长得较快，又加上青少年需要长期伏案学习，所以是脊柱侧弯的高发人群。如果之前就已经有轻微的脊柱侧弯，在此阶段病情加重也较快。

脊柱侧弯不仅会影响青少年的身高发育，造成身体外观畸形，有时还会导致腰背疼痛，产生骨刺压迫脊髓或神经，引起截瘫或椎管狭窄等严重后果。所以家长一定要重视这个问题。

（二）形成原因

人类脊柱的承压从学会直立行走那天就开始了，每一个人从站起来走路那一刻起，脊柱就始终处在压力之下。脊柱侧弯的形成原因既有先天的，也有后天的。先天性脊柱侧弯主要是遗传或者是在母体中受到一些因素的影响造成。后天原因则包括骨质疏松、营养不良、神经纤维瘤、不良姿势等。

（三）如何识别与指导

如果没有胸部和脊柱的基础疾病，存在脊柱侧弯的青少年一般没有身体上的不适感，只有仔细查看，才会发现一些异常表现。因脊柱侧弯在早期没有明显的外观异常，尤其是穿着衣服时更不易看出，所以家长们更要警惕，要特别注意孩子有无脊柱侧弯的发生。通常可采用以下方法来查看孩子是不是有脊柱侧弯的发生。

1. 看

一看两边领口是否对称，二看看一侧肩膀是否比另一侧高，三看一侧后背是否隆起，四看腰部是否一侧有皱褶，五看臀部是否一边大一边小，六看髋部是否一侧比另一侧高，七看两侧下肢是否不一样长，八看孩子裤子后面的中缝是不是总穿歪，九看孩子常穿的鞋子两只鞋底的磨损程度是否不一致。对于女孩，还可以看双乳发育是否不对称。

2. 摸

家长可以用手去触摸孩子脊柱的棘突，查看棘突是否在一条直线上。还可以摸孩子的肩胛骨，查看两边是否在一个水平面上。也可以让孩子立正后向前弯腰观察后背是否对称。

如果经过简单的检查，发现孩子有异常，应该立即到医院去寻求专业诊断和治疗。检查结果如果显示侧弯度小于25°，可以通过矫形支具辅助；侧弯度在25°～40°之间，则应采取手术治疗。

（四）家庭预防

1. 普通青少年

（1）强调行为习惯，比如坐姿和站姿。要督促孩子在学习和运动时保证身体的中轴线竖直，同时重心相对降低，身体尽可能自然放松。

（2）加强体育锻炼。因青少年整体学习压力较重，又处于肌肉和骨骼的发育高峰时期，体育锻炼一可以将孩子从坐姿中暂时解放出来，缓解对脊柱的压力，二可以促进骨骼和肌肉的血液循环，降低脊柱侧弯的发生风险。

2. 参与高强度训练的青少年

这主要指从小参加高难度舞蹈、武术、体育项目训练，或者准备通过体育特招考试的青少年，这类人群应注意以下两点：

（1）确保训练项目的强度和频度循序渐进。尤其对于柔韧性要求较高、脊柱旋转、屈伸动作较多的项目参加者，不可为追求效果而盲目加量。

（2）训练前充分热身，训练后充分放松。

（五）专业治疗

1. 中医推拿

对于脊柱侧弯角度较小的青少年儿童，可以通过针灸推拿放松局部组织，缓解痉挛。

2. 牵引

对于轻度的脊柱侧弯可以用牵引的方法来拉大椎体间隙，使已发生粘连的组织剥离，达到复位的目的。方法有拉单杆、手牵引、腿倒挂牵引等。

3. 手法脊柱矫正

手法脊柱矫正也叫手法复位，或者整脊。这种方法是将偏移、歪斜的脊椎骨矫正，让脊椎骨回到正常的位置。同时剥离粘连的韧带，改善肌肉营养，加强肌肉中的新陈代谢，增强肌肉弹力的作用，改善气血循环，使软组织和韧带得以软化。

要注意，专业治疗的实施者一定要是医生。

第六章 老年人的健康管理

根据世界卫生组织的标准，发达国家 65 岁以上，发展中国家 60 岁以上的人称为老年人。60 岁在我国历来被称为"花甲"，目前也是男性正常退休的年龄。我国现阶段将 60 周岁以上的人口界定为老年人。

我国是世界上老年人口最多的国家，也是老年人口增速最快的国家。2020 年第七次人口普查结果显示，我国当前有 60 岁及以上老年人口 2.64 亿，占总人口的 18.7%；65 岁及以上人口 1.9 亿，占总人口的 13.5%。

人类的老化不仅会导致可见的外观变化，而且在身体内部，从细胞到组织，从组织到器官，从器官到功能，老化无处不在，这导致老年人患病以及死亡的风险日益增加。

老年期是人们生命周期的最后一站，为了维护家中老年人的身心健康，应了解老年人常见的身体、心理变化和社会适应的特殊性，熟悉如何从这几方面入手指导老年人开展健康管理。

第一节　老年人的生理变化

人在老年期的典型特征就是"老"，即老化、衰老。人的老化首先就是从生理上的变化开始的，因为这是机体衰老直接导致的，所以也叫老年期退行性变化。典型的表现是生理结构老化、机能衰退。具体包括细胞的变化、组织和器官的变化以及整体外观的变化。

一、细胞的变化

进入中年期后，人体内死亡的细胞数量开始超过再生的细胞数量，皮肤开始皱缩，肌肉开始减少。到了老年期后，这个变化更加加速进行。老年人的细胞数量加速下降，并出现细胞分裂、生长及组织恢复能力降低、细胞萎缩等现象。

二、整体外观的变化

随着年龄的增长，老年人的体态和外表也逐渐出现变化。

（一）头发

头发变白是老年人的一种明显特征。事实上，少数人在 30 岁前头发已开始变白，随着年龄增长，人的白发比例会增加。60 岁以后，90％的人头发会变白。很多老年人还会大量脱发甚至秃顶。

（二）皮肤

从 45 岁左右开始，无论男女，皮肤开始出现皱褶，变得粗糙，弹性减弱。到了 60 岁左右，老年疣、老年性色素斑都会陆续出现。

（三）身高

肌肉萎缩以及椎间盘老化会导致老年人的整个脊柱长度变短，使得老年人的身高较年轻时有所下降。如果同时伴有骨质疏松，老年人就会呈现弯腰驼背的体态。

（四）体重

老年人体重的变化因人而异。有些老年人的体重随年龄增大而逐渐减轻，人会变得消瘦。究其原因，第一与老年人细胞内的液体随着年龄增长逐渐下降有关，第二与老年人内脏器官和组织的细胞数减少、脏器发生萎缩所造成的重量减轻有关。但也有部分老年人体重会逐渐增加，这是因为脂肪代谢功能减退导致脂肪沉积增加所致，尤其在更年期内分泌功能发生退化以后更为显著。

此外，老年人还会表现出肌肉松弛、牙齿松动脱落、语言缓慢、耳聋眼花、手指哆嗦、运动障碍等外在形态特征。

需要指出的是，上述这些变化与个人健康状况、生活方式、营养条件、精神状态和意外事件等因素都有密切关系，所以有很大的个体差异。例如，就白发而言，"一夜白头"是指人在遭受重大精神创伤后的短期内头发急剧变白的现象，而遗传也对人的毛发变白和脱落有很大的影响。此外，患有慢性病的人也更容易未老先衰。

三、组织和器官功能的变化

进入老年期后，人体细胞数量的减少及功能下降引起机体衰老，这种衰老在身体外部呈现上述的各种表现，在身体内部组织器官层面则表现为脏器萎缩及相关功能下降。例如，心脏每时每刻都在搏动，日久天长，就会使心脏的弹性减弱，心肌萎缩，功能不断衰退。下面以系统为纲，简单介绍老年人组织器官功能的衰退情况。

（一）循环系统

人体循环系统包括心血管系统和淋巴系统，其中心血管系统的衰老对老年人健康的影响尤为巨大。心血管系统是由心脏和血管组成的一个完全封闭的血液循环通道。随着机体的老化，心肌逐渐萎缩，心脏变得肥厚硬化，弹性降低，这些变化使得心脏收缩能力减弱，心跳频率减慢，心脏每次搏动输出的血量减少，而这样也就意味着由心脏输送到各器官的单位血流量下降，进而引发供血不足，导致器官功能下降。在血管方面，血管老化会导致动脉弹性下降，进而引起动脉硬化，使得心、脑、肾等主要器官的供血不足，并进一步导致功能障碍。其中，如果负责心肌血液供应的冠状动脉发生硬化，则会引发冠心病，其表现为心绞痛、心律失常或心肌梗塞等。此外，动脉硬化还会引发高血压，而高血压反过来又会促进动脉硬化，两者互为因果，恶性循环。

（二）呼吸系统

呼吸系统包括呼吸道和肺。其中，肺部的肺泡是肺部气体交换的主要部位。如果肺泡出现问题，容易引起各种疾病，比如慢性阻塞性肺病。老年人的肺泡总数逐年减少，肺的柔软性和弹性日益减弱，膨胀和回缩能力日益降低。此外，老年人一般都有不同程度的骨质疏松，这会造成脊柱后凸，肋骨前突，最终导致胸腔变形，使得肺的呼吸运动受限。所以到 70 岁时，老年人的肺活量可较其年轻鼎盛时期减少 25％。

（三）消化系统

消化系统由消化道和消化腺组成，其中消化道包括口腔、咽、食道、胃、大肠、小肠等，消化腺包括口腔腺、肝、胰等。

1. 牙齿变化

进入老年期后，由于牙周组织退行性改变、牙龈萎缩、齿槽骨被吸收以及牙齿咬合面的牙釉质和牙本质逐渐磨损，牙本质向髓腔内增厚，髓腔缩小，老年人会出现牙齿磨损、松动、脱落等现象。

2. 味觉和咀嚼功能减退

老年人舌上的味蕾逐渐变性萎缩，数量减少；唾液腺细胞不断萎缩，唾液分泌减少。同时，因为嗅觉减退，老人闻到各种气味的能力下降。此外，因牙齿磨损松动、脱落，加上咀嚼肌退化，所以老年人的咀嚼力也会减弱。

3. 胃肠功能下降

相对于年轻人，老年人的胃黏膜更薄，消化道平滑肌萎缩导致弹性降低。同时，老年人的唾液淀粉酶、胃酸、胃蛋白酶、胰蛋白酶、胰脂肪酶、胰淀粉酶等消化酶分泌都会减少，同时活性下降。以上因素综合起来，会导致胃肠蠕动减慢，消化和吸收的速度和能力下降。

（四）运动系统

运动系统由骨、骨骼肌和关节三部分组成，所以老年人的运动系统变化也主要表现在这三个方面。首先是肌肉变化。随着年龄增大，老年人的肌肉不仅弹性会降低，收缩力也会减弱，表现为肌肉变得松弛，容易疲劳。所以老年人的肌肉耐力会有所减退，难以坚持长时间的运动。其次是骨骼变化。进入老年期后，人骨骼中的有机物会逐渐减少，无机盐会增加，两种变化协同作用导致骨骼的弹性和韧性降低，使得骨质疏松更容易发生，也更容易发生骨折。最后，在关节方面，由于老年人关节面上的软骨发生退化，比年轻人更容易出现骨质增生、关节炎等疾病。

（五）内分泌系统

脑垂体、甲状腺、肾上腺、性腺（男性的睾丸和女性的卵巢）和胰岛等腺体是人体分泌系统的重要组成部分。老年人内分泌系统各腺体的重量会随年龄的增长而下降，血供也会相应减少。此外，各腺体的组织结构也会发生改变。腺体重量下降、血供减少、组织改变等变化会导致各腺体所分泌的激素水平下降，其结果就是会引起不同程度的内分泌系统的紊乱。例如，胰岛素分泌的下降使得老年人更容易患上 2 型糖尿病。

（六）神经系统

进入老年期后，人的大脑会因细胞数量的下降而逐渐萎缩，引起脑重量减轻。同时，老年人的神经传导功能也会下降，需要更长的时间来对刺激产生反应，这导致其运动及感觉能力减退、迟钝甚至消失。所以，相对于年轻人而言，老年人更容易感到疲劳，他们的睡眠质量更差、脑力活动更慢，思维和各种反应速度更加迟缓。

在这里还要特别提一下由于老年人的感觉器官功能减退所引起的视觉、听觉、味觉、嗅觉、皮肤感觉等方面的变化。

在视觉上，老年人会出现不同程度的视力障碍。事实上，由于人眼晶状体逐渐硬化所导致的调节功能下降，人自 45 岁左右开始会逐渐出现老花，60 岁以后老花更加明显；视野狭窄、对强弱光线的适应能力下降也是老年人常见的问题，青光眼、白内障及黄斑病变等疾病的发病率也会大大增加。

在听觉上，由于听觉神经的功能下降，老年人对声音的感受性和敏感性也会随着年龄的增长而逐渐衰退，表现出生理性的听力减退乃至耳聋。

在味觉上，由于味蕾数量的逐渐减少，老年人味觉较迟钝，常常感到饮食无味。

在嗅觉上，随着鼻内嗅细胞数量的下降，老年人的嗅觉随着年龄的增长变得越来越不灵敏。老年人鼻孔对吸入冷空气的加热能力也越来越弱，因此更容易患上上呼吸道感染或发生冷空气过敏。

皮肤感觉包括触觉、温度觉和痛觉等。由于皮肤细胞数量下降及功能退化，老年人的触觉和温度觉减退，痛觉也会变得相对迟钝。所以老年人更容易发生烫伤、冻伤、摔伤等意外。

（七）泌尿系统

泌尿系统包括肾脏、输尿管、膀胱和尿道。当进入老年期后，无论是在形态结构上还是在生理功能上，人体泌尿系统各部分都会发生变化，并且，随着年龄的增长，各部分出现病症的概率上升。进入老年后，人的肾小球减少，肾功能减退，膀胱容量减小，括约肌的随意控制能力减弱，使得排尿次数增加，泌尿系统感染风险增大。此时，对男性而言，前列腺肥大的发病率明显上升。对于女性而言，由于盆底肌肉松弛等原因，会发生无法控制的排尿现象（即尿失禁）。

（八）免疫系统

老年人的身体日渐衰老，各组织器官及系统都在逐渐老化。在免疫系统功能上，表现为细胞免疫、体液免疫和免疫监视功能的全面衰退。比如皮肤变薄、黏膜松弛、表面杀菌能力和抵御病菌侵入的功能下降，体液中的吞噬细胞和杀菌物质也都会减少。这会导致各种疾病，例如胃黏膜分泌胃液减少，胃酸不足，杀菌能力不强，易使人患肠道传染病；呼吸道黏膜不健全，杀菌能力减弱，细菌容易繁殖，易使人患呼吸道感染。

简言之，老年人免疫能力下降是免疫系统本身和其他系统功能同时下降的综合结果。

四、生理功能上的变化

除了上述身体外观及细胞、组织、器官、系统的各种衰退性变化之外，在生理功能方面，老年人也表现出了明显的衰退趋势。

（一）贮备能力下降

老年人的身体贮备能力下降是全身组织器官全面退化的结果。表现为一旦环境发生变化或出现意外事故时，难以维持虽已退化但还算正常的各种器官生理功能。例如，老年人消化器官和内分泌器官功能下降会引起身体糖元贮存不足，偶尔一次吃饭稍晚就会产生难以忍受的饥饿感。再例如，当家庭内部发生某些意外事件时，老年人不仅在心理上难以接受，生理功能上也会突然变差，甚至是引发突发疾病。

（二）适应能力减弱

老年人机体多种生理功能的减退，往往导致其体内环境稳定性失调，进而出现各种功能障碍。例如，突然改变老年人的生活环境，可能会导致老年人水土不服、肠胃不适、睡眠不佳等情况发生。

（三）抵抗力下降

随着生理功能（特别是免疫功能）的衰退与紊乱，老年人的抵抗力明显下降，容易患上某些传染性疾病、代谢紊乱性疾病、恶性肿瘤等。

（四）自理能力降低

随着机体的衰老，老年人体力逐渐减退，往往出现动作迟缓、反应迟钝，行动不便等情况，而且容易出现意外事故，如易跌倒，以及易被刀剪割伤等。

需要特别指出的是，在老化过程中，生理功能的降低也同样存在个体差异，同一个个体的各个器官功能的衰退情况也不尽相同。但就整体而言，机体生理功能随年龄增长而发生的变化是有一定规律的，是身体细胞、组织、器官、系统的慢性退行性衰老的结果。

第二节　老年人的心理变化

进入老年期后，人不仅在生理上会表现出外观的衰老和各种机体功能上的衰退，而且心理上也会发生巨大变化。其主要表现为认知、情绪、智力、性格等方面的变化。

一、认知变化

认知是人们认识与感受事物过程的总称。包括感知、记忆、想象、概念形成、思维、推理等过程。

老年人认知的变化首先可表现为感知觉的衰退，这会导致渐进性的感觉限阈升高，其具体表现为"慢慢看不清了""渐渐听不见了""菜放越来越多的盐才能感到咸"等。

老年人的思维能力随年龄增长而下降，表现为思维局限、固化，推理能力下降等，但下降速度和程度存在个体差异。

人的记忆力从中年开始就有所减退，但到老年以后表现会更明显。具体表现为不同程度的"近记忆"衰退，即对新近接触的事情忘得快。此外，老年人意义记忆的衰退速度要比机械记忆更为缓慢。其中，意义记忆是指记忆有逻辑关联和有意义的内容（如与工作专业相关的事情）；机械记忆是指记忆无逻辑关联，只能死记硬背的内容（如一组随机数字）。

二、情绪、情感及性格变化

(一) 衰老感和怀旧感

衰老感是一种主观体验，指的是个体因遭遇生理、心理衰老，或退休、丧偶等生活事件而产生的一种"我老了，不中用了"的感觉。衰老感会加重老年人的消极心理暗示，加速老年人大脑功能的退化，其表现为短期记忆力下降、固执、难以相处，严重的甚至表现为自我封闭，对周围的人和事漠不关心。

怀旧感同样是一种主观体验，这是老年人在年龄日益增长的处境中所产生的一种对年轻时，或对故人、故物的怀念和留恋的心理感受。适度的怀旧感可以激发老年人的正面情绪体验，但如果陷入过度的怀旧情绪，也就是遇到事情总是觉得年轻时更好，面对他人时总是觉得过去的故人好，则会导致老年人心情不好，现实生活体验差，难以以积极的心态融入当下的生活，甚至还会使老年人对社会交往采取回避的态度，进一步引发其空虚和孤独等负面情绪。

(二) 空虚感和孤独感

空虚感是一种负面情绪，是个体在空闲状态中感觉时间漫长，不知如何打发时间，以及认为生活意义感不足的一种内心体验。老年人退休后，可以自由支配的时间一下子多了起来，如果原来兴趣爱好就少，又没有培养出新的兴趣点，就会感觉空虚，时间长了还会引发焦虑、抑郁等情绪。

孤独感是指一个人感觉自身和外界发生了隔绝或受到外界排斥而导致的一种自认孤伶、苦闷的情感。有的老年人因为社会交往比较单一、狭窄，与家庭成员的沟通又不够，或者因身体原因无法与外界正常交往，他们往往就会产生孤独感，严重的甚至会产生被冷落或被遗弃的心理体验。

空虚感和孤独感会相互作用，进而影响老年人的心理健康。

（三）焦虑感和抑郁感

焦虑感指的是个体因面临现实问题，或预计会出现某个可能会影响到自身的问题，而产生的一种以焦虑为主要特征的心理体验。退休后，老年人必须适应和之前工作时完全不同的退休生活，有的老年人在心理上不愿意退出职业角色，感觉自己被社会抛弃，或对要待在家里与家人长时间共处没有信心，由此会产生一种失控感，进而产生焦虑感。事实上，适度的焦虑感可以推动老年人去采取积极行动改变现状。但对于那些行动感较差的老年人而言，如果没有找到新的兴趣点和价值感，焦虑情绪就只能停留在情绪上，而很难落实到行动上，所以焦虑感的积极作用非常有限。

抑郁感指的是个体因目标追求受挫或长期目标感不明而产生悲观、失望、压抑等负面情绪的一种心理体验。老年人的生理、心理及社会功能三方面同时在衰退，又是慢性病的高发群体，如果还伴有经济压力，就会产生明显的无力感、无助感及无能感，进而引发焦虑和抑郁情绪。

（四）自尊感和自卑感

自尊感是个人基于自我评价产生和形成的一种自重、自爱，并要求受到他人、集体和社会尊重的情感体验。自尊感可以起到自我约束、自我激励的作用。老年人一般都有较强的自尊感，也就是说有较强的被尊重的需求。老年人在自尊需要不能得到满足时，首先可能引发向外的愤怒情绪，其次可能引发向内的抑郁。而自卑感要么是由自我评价过低所致，要么是由自尊感得不到满足所致，而这两者又互为因果。另外，老年人因感知觉、记忆力、思维等认知功能的衰退，在对新鲜事物的感知和追求上跟不上年轻人，有时候也会受到年轻人的不尊重对待，所以就容易产生自卑感。自尊感和自卑感相互作用，会使得老人对社会交往与互动产生退缩和回避，将他们推向自我封闭、自我孤立的生活状态，这对他们的心理健康不利。

三、智力变化

有一种智力理论将人的智力分为两大类。一种是"流体智力"，即以生理为基础的认知能力，如记忆力、计算速度、注意力和反应速度等，其与先天有关。所谓"流体"，是指其如流体一般易变。另一种是"晶体智力"，即在实践中以习得的经验为基础的认知能力，如语言文字能力、抽象思维能力等，由后天获得。所谓"晶体"，是指其如晶体一般稳定。

进入老年期后，人的"流体智力"会有所衰退，但"晶体智力"（如由生活经验而来的人生智慧）往往比青少年期更强。这些能力会维持到 80 岁左右，甚至是更高的年龄阶段。

如果老年人伴有严重的慢性疾病，或者因失去亲人而变得孤独，"晶体智力"就会迅速减退。如果老年人能保持良好的生活规律，经常参加各种社会活动，并能保持脑力和体力锻炼，即使患有慢性疾病，其智力，尤其是"晶体智力"也可以在很长时间内保持在正常水平。

总之，老年期是负性生活事件多发阶段，随着生理功能的下降与疾病的发生，社会角色与地位的改变，社会交往的减少，以及丧偶、子女离家、好友病故等负性生活事件的冲击，老年人经常会产生消极的情感体验和反应。而这种特殊的体验和反应，又会加大他们与后辈以及与现实生活的距离，并导致其社会适应能力下降。

第三节　老年人社会交往的变化

老年人除了以上生理和心理上的变化，还会因社会角色、家庭角色、环境、人际关系等方面的变化，产生新的社会适应需求。老年期的社会再适应，与老年人的教育水平、收入水平、婚姻状况、家庭类型等因素密切相关。老年人能够重建新的社会交往模式，是保证老年人身体、心理健康的一大抓手。

一般来说，老年人的社会交往具有以下特点。

一、变工作交往为纯粹生活交往

工作既是人为谋生而必须从事的事业，也是人实现自己价值，追求自己兴趣的一个过程。人在青年和中年时期，社会交往的很大一部分是工作交往。但人在进入老年后必然会退出职场，工作交往随之弱化，有些人甚至与之前的同事不再联系。基于人的社会属性，老年人必定要重建新的社交网络，而且是几乎完全为个人生活或精神所服务的社交网络。这种交往目的的改变使得老年人退休后的社会交往变为以个人性格、兴趣爱好为重点的纯粹生活交往。

二、亲戚朋友成为主要交往对象

亲戚是与血缘、家庭有关的社会关系，特点是具有稳定性和可恢复性。比如一般人都会与自己兄弟姐妹等保持联系。年轻时大家都忙于工作和养育孩子，亲戚之间的来往不一定很紧密，但到了退休以后，很多人都会重拾过去的亲情，来往得很频繁，交往得更紧密。

与老同学、老朋友交往也是同样的道理，因为彼此有共同的记忆，而老年人又比较爱怀旧，所以很多老年人会与退休前疏于联系的老同学、老朋友重启密切交往模式。

三、交往对象少而固定

退休后老年人不会再为了工作而接触更多的人，同时，与家人互动的时间增多。另外，从心理社会发展理论的角度来看，人进入老年后主要是要完成自我完善的发展任务，对外界人和事的兴趣自然下降。所以，无论是从社会角色的改变上，还是从人的心理发展规律上来看，一个人在退休后的交往对象一定会更少更固定，他们交往的对象更多是老朋友和有血缘关系的人。

第四节　老年人的家庭健康管理

每个人都有生理、心理和社会三方面的属性，在健康管理上这三个方面缺一不可。对于没有相关禁忌症的老年人而言，可以从下面几个方面着手实施家庭健康管理。

一、适量运动，一起运动

适量运动可提高心肺功能，改善血管弹性，进一步推迟心血管及肺部疾病的发生；可以促进胃肠道蠕动，防止肌肉萎缩和骨质疏松；可以改善免疫系统功能。所以，老年人可以在医生开具的运动处方的指导下进行运动。

当然，老年人进行运动除了考虑自身身体因素之外，还要结合生活环境条件和运动爱好选择适合自己的运动项目，并控制好运动时长和频率，对于运动过程中或运动结束后可能发生的一些意外情况也要做到心中有数。

就整体而言，老年人的健身运动大致可分为三类，即耐力性运动（轻度到中度）、伸展运动和增强肌力的运动。由于老年人具有血压易升、骨质疏松等特点，应避免高强度运动、无氧运动（如举重、短跑）和仅限于上肢的肌力训练等。老年人也不能勉强进行某些需要敏捷性的运动，如篮球、足球等。

具体来说，适合老年人的运动项目有步行、慢跑、太极拳、五禽戏、门球、老年健身操、游泳、室内步行车等。在运动过程中，为尽量避免产生乏味感和孤独感，老年人可结伴而行。这样既可相互督促，又可消减运动中的不适感，还能促进老年人的社会交往，提高其社会化能力。

二、科学饮食，戒烟限酒

近年来，随着我国老龄化进程加快，老年人成为了慢性病人群的主体。我国目前 3 亿慢性病患者中，60 周岁以上的老年人占比超过了一半。

慢性病与不良生活方式密切相关。其中，饮食不规律、搭配不合理、长期摄入垃圾食品等不良饮食行为，会导致身体呈高脂肪等状态，是慢性疾病的"导火索"。老年人的饮食应该符合低热量、低脂肪、富含维生素和微量元素的营养需求，这样可以对心脑血管疾病和糖尿病等慢性病起到预防作用。

特别要注意的是，吸烟是糖尿病、心脑血管疾病以及癌症等慢性病的高致病因素，长期喝酒则会使老年人患消化道癌症、老年痴呆和痛风的风险上升。所以，有抽烟、喝酒习惯的老年人一定要了解其对身体的伤害，逐步调整生活方式，尽量戒烟限酒。

三、心理适应，不畏就医

老年人的生理功能正处于衰退阶段，而心理健康对于延缓生理衰老起着十分重要的作用。老年人应积极了解自己的心理特点，时刻有意识地观察自己的心理变化。一旦发现自身出现认知、情绪上的改变，就要及时调节自己的心理状态。如果自我调节有困难，就要及时向家人寻求帮助，并在必要时咨询心理医生。

对于有老年人家庭的家庭成员来说，除了给予老年人周到的生活照顾，同时还要适当关注老年人的心理状态，接受老年人因衰老带来的正常心理变化。如果感觉家中的老人有明显的认知、情绪及性格改变，则需要警惕，及时跟老人交流，进一步观察老人是否有异常心理问题出现。此时切忌讳疾忌医，或者听之任之。此外，家庭成员一定要清楚认识心理状态、身体机能、社交状态三者之间是相互作用的关系，而不是此消彼长的关系。所以，在维护老年人心理健康的同时，也不能忽视老年人的运动、饮食等方面的管理。

四、勤于社交，少看电视和手机视频

看电视、看手机视频一类休闲活动是一种被动的信息接收活动，观看者并不能与信息发布者进行信息互动，也几乎不需要思考。此外，老年人看电视和视频的过程往往也是单独进行的。所以，就健身、健脑、社交三方面而言，看电视和视频都是低刺激活动和低效率活动。研究也显示，长期看电视和手机视频不仅无益于老年人的身心健康，还会导致老年人因久坐不动发生身体损害，以及因不动脑而发生认知损害（如感知觉、记忆力下降更快），甚至还会导致老年性痴呆（阿尔茨海默症）的发生风险更高。

相反，但凡需要老人深入其中，身体力行的活动项目（如广场舞、健美操、放风筝、抖空竹等），都对老年人的身体和心脑机能有促进作用。这些活动不仅能锻炼老年人的观察能力，而且能锻炼老年人的动手能力、思考能力、模仿能力、反应能力以及配合能力。而且即便是放风筝、抖空竹这种由单人操作的活动，操作者一般也会与其他人结伴而行，这就为老年人提供了交流机会，避免了看电视和手机视频时可能产生的负面影响。

总而言之，老年人的生理变化有外部衰老、各系统功能衰退、生理功能下降等，心理变化则表现在认知、情绪、智力等方面，社交变化上呈现出以生活交往为主、以亲戚朋友为主的特征。对于老年人的家庭健康管理工作而言，适量运动、科学饮食是基础，正确认识其心理特点并及时寻求帮助是必需，进行必要的社会化是保证。

作为一名非医学专业的家庭成员，要想全方位地关注并管理好家中老年人的健康，不仅需要以上各种知识的储备，还得有时间、有兴趣、有爱心去进行实践，这也是人之本分。

愿天下所有老年人福如东海，寿比南山。

丛 书 后 记

"家政教育系列丛书"终于和读者见面了。

在策划这套丛书时，上海开放大学王伯军副校长提出了丛书的三个定位：非学历培训教材、学历教育参考用书、家政相关方学习用书。这样的定位不仅科学，而且切中了行业发展的痛点。首先，这是一套非学历培训教材。缺乏规范、高质量的培训，是目前家政行业面临的最主要问题之一，以往的培训重技能、轻知识、忽视素养，而目前市场上涉及家政行业的知识性、素养类的读物几乎没有，丛书的出版可以说填补了这一空白。其次，丛书也是学历教育的参考用书。上海开放大学是上海最早举办家政高等学历教育的高校，目前也正在成体系建设家政学历教育的教材，但学历教育仅有教材是不够的，应该配套建设一些课外读物，拓展学生的视野和知识面。最后，家政相关方，特别是作为服务对象的家庭，也是需要学习的。事实上，有些家政服务过程中的矛盾，就源于被服务家庭对于家政服务员、服务过程的错误认知。如果被服务家庭的成员也能读一读本丛书，对于改变他们对家政行业的认知、提高服务辨别、促进双方关系都是很有帮助的。

"家政教育系列丛书"从策划到最终出版，历时一年半时间。2020年下半年，上海开放大学王伯军副校长提出，要在已有的"智慧父母丛书"和"隔代养育丛书"基础上，编撰一套"家政教育系列丛书"，以进一步完善上海家长学校的教材体系。随后，在非学历教育部王松华部长的直接领导下，很快组建了以公共管理学院、人文学院家政相关专业教师为主的作者队伍，并经过多次研讨，明确了各自主题、丛书体例等具体要求。2021 年 3 月份，丛书作者陆续交稿，经过几轮修改后，丛书正式出版。

丛书能够顺利出版，应当感谢多方面的支持。首先要特别感谢王伯军副校长，作为丛书的总策划，王伯军副校长全程参与了丛书的编写，多次主持召开研讨会，从选题到风格，给予了全方位的指导；要感谢非学历教育部王松华部长、姚爱芳副部长，两位领导对于丛书的出版给予了大力支持，提出了很多宝贵的建议，非学历教育部的应一也、张令两位老师做了大量沟通协调工作，让丛书更早地与读者见面；要感谢上海远东出版社张蓉副社长所率领的编辑团队，他们在书稿的语法、格式、文字等方面提供了全面、细致的帮助，让这套丛书更加规范、更加成熟。

还要感谢上海市妇联翁文磊副主席，她长期以来关心、支持上海开放大学家政专业建设，每年都到学校参加各类家政专业的各类活动，给予具体指导。还要特别感谢本书编委会副主任、上海市家庭服务业行业协会张丽丽会长，张会长在担任上海市妇联主席期间，支持市妇联与上海开放大学合作成立女子学院，并且建议女子学院举办家政大专学历教育，是上海家政高等教育的奠基人之一。担任行业协会会长后，继续支持家政学历教育和职业培训的发展，为家政行业的职业化、正规化做出了突出贡献。

家政是一个具有光辉历史和悠久文化的行业，家政专业是一个正在复兴和充满朝气的新兴专业。"兴"体现了丛书出版的必要性和紧迫性，"新"则说明了丛书的局限和不足，加之丛书从酝酿到出版只有一年多的时间，疏漏错误之处难免存在。希望广大读者多提宝贵意见，我们将在未来的改版中不断完善。

最后，衷心祝愿家政行业不断发展，家政教育蒸蒸日上。

丛书副主编

上海开放大学学历教育部徐宏卓

2021 年 7 月 1 日